MARGOT HELLMISS

NATÜRLICH UND SANFT ENTGIFTEN

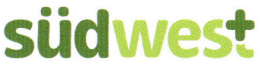

inhalt

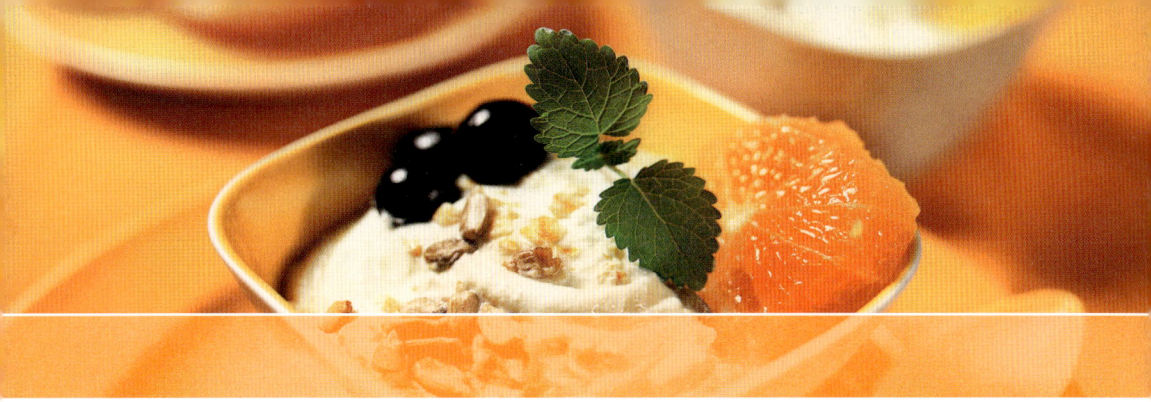

inhalt

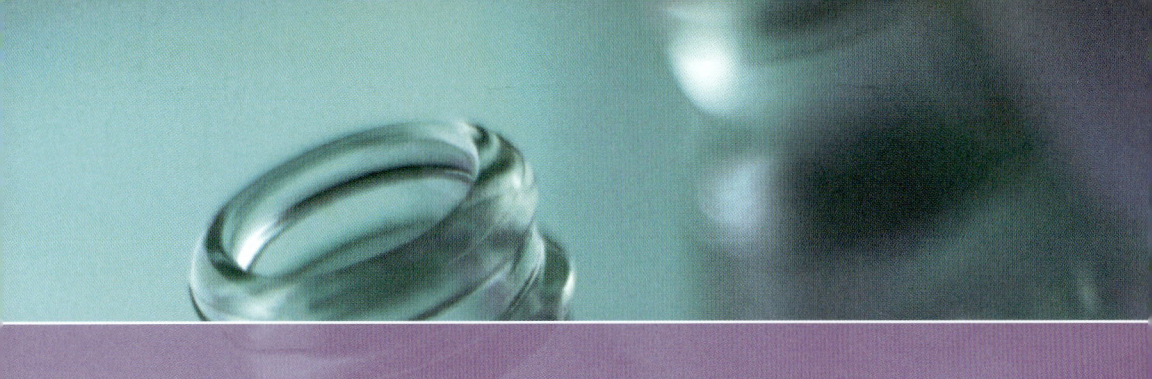

Ihr persönlicher Detox-Tag 124

Die besten Entgiftungshilfen
von A bis Z 148

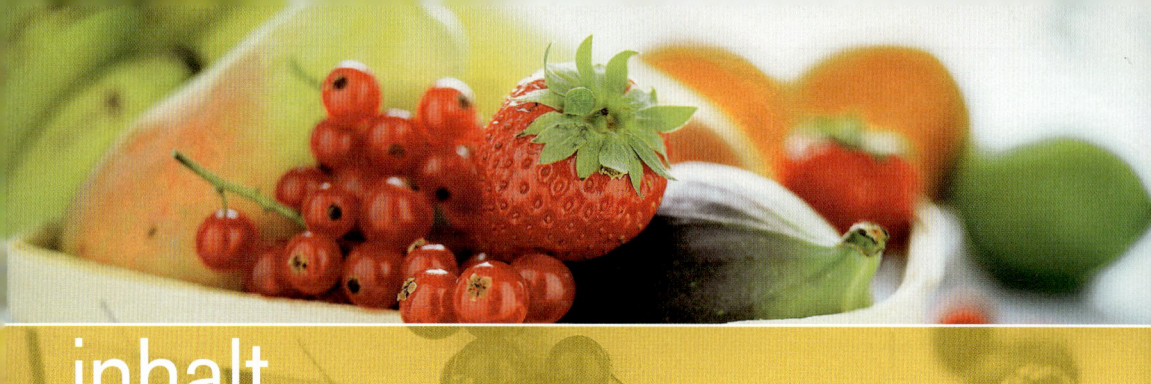

inhalt

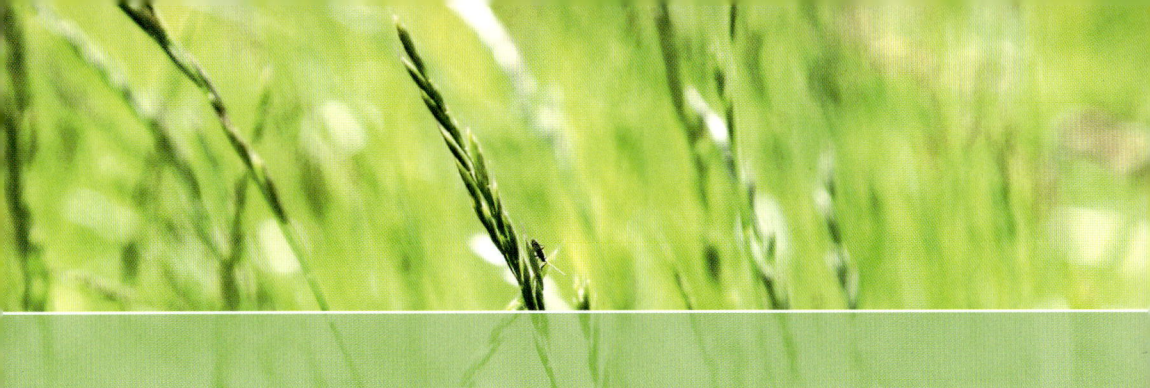

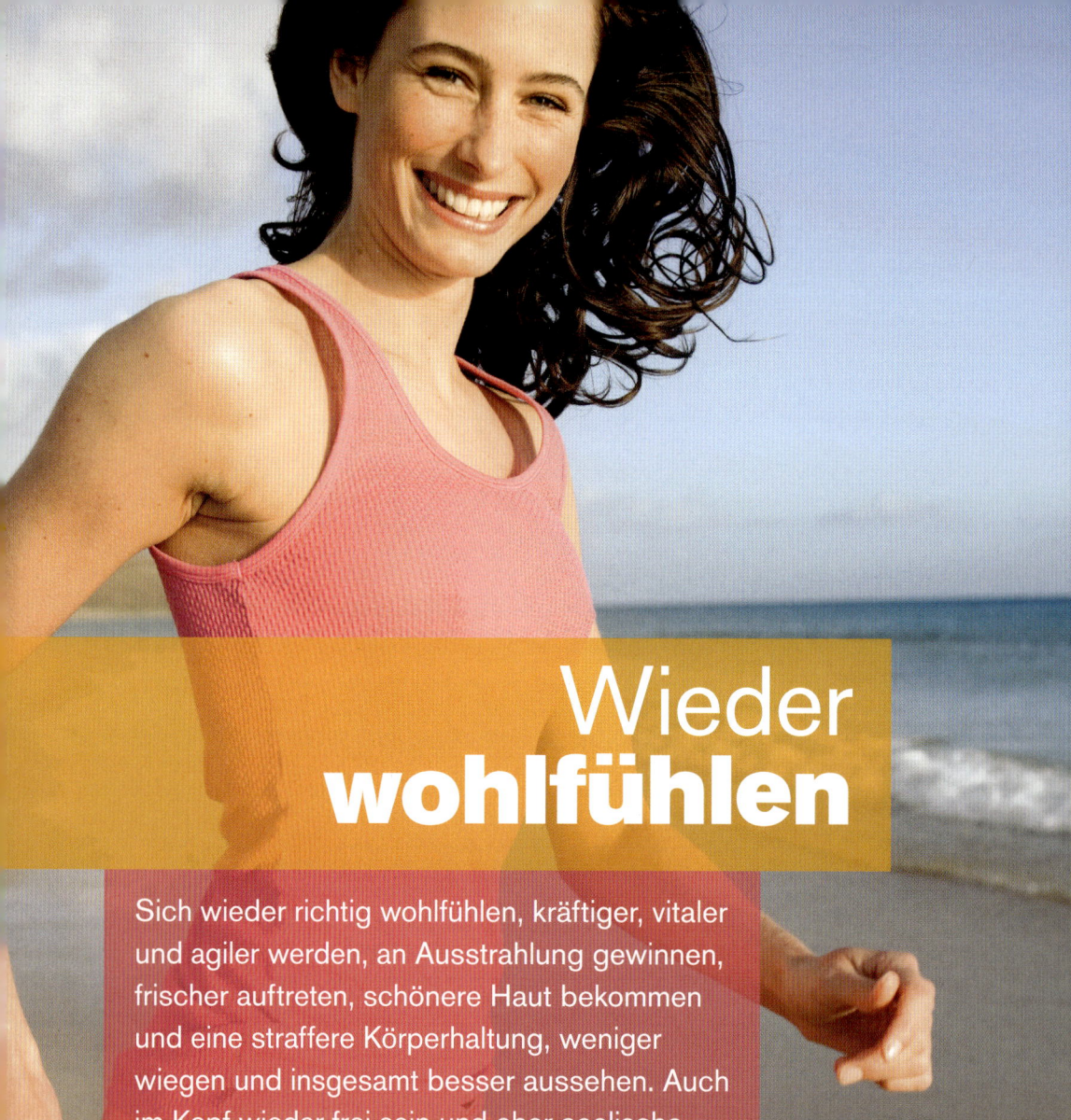

Wieder
wohlfühlen

Sich wieder richtig wohlfühlen, kräftiger, vitaler und agiler werden, an Ausstrahlung gewinnen, frischer auftreten, schönere Haut bekommen und eine straffere Körperhaltung, weniger wiegen und insgesamt besser aussehen. Auch im Kopf wieder frei sein und eher seelische Ausgeglichenheit erlangen. Einfach mehr Spaß am Leben haben und sich unbeschwerter fühlen, leichter, besser!

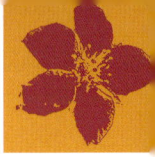

Traditionell erfolgreich

Um rundherum in Form zu kommen, kann man vertrauensvoll auf etwas bauen, das sich im Grunde schon seit Jahrtausenden bewährt hat. Es ist in allen traditionellen Gesundheitssystemen der Welt enthalten, beispielsweise auch in dem aus vorchristlicher Zeit stammenden Ayurveda, mit dem die Heilkundigen Indiens seit jeher ihre Patienten kurieren. Gemeint ist die gründliche Reinigung des Organismus von Ama, wie Schlacken, Stoffwechselrückstände und Giftstoffe dort genannt werden. Nur mit der umfassenden Entgiftung des Körpers, so weiß man, sind vollkommene Gesundheit, ein strahlendes Äußeres und echte Lebensfreude zu erlangen. Am besten funktioniert dies mit dem zeitweiligen Verzicht auf feste Nahrung in Form von Entlastungs- oder Fastentagen, an denen dafür viel getrunken wird. Das ist einfach und zugleich äußerst wirkungsvoll und hat längst auch in der westlichen Schulmedizin einen festen Platz. Hier wird das Fasten vor allem bei Stoffwechselerkrankungen, zur Gewichtsreduzierung und als Einstieg in eine gesündere Ernährungsweise eingesetzt. Darüber hinaus handhabt man es aber auch zur innerkörperlichen und nicht zuletzt psychischen Reinigung, als eine Art Generalsanierung für den gesamten Organismus.

Brisanter denn je

Unsere modernen Lebensumstände machen das Thema Entgiftung eigentlich so aktuell wie nie zuvor. Denn wir sind heutzutage einem nie da gewesenen Bombardement giftiger Substanzen ausgesetzt, die, wenn sie sich im Organismus anreichern, uns erwiesenermaßen erst die Laune, dann das Aussehen und auf längere Sicht die Gesundheit ruinieren. Es handelt sich dabei um eine erschreckend lange Liste von gefährlichen Stoffen, die wir mit der Nahrung, über die Luft, mit dem Wasser oder auch mit Medikamenten und in Form von Genussmitteln zu uns nehmen. Das sind Pestizide (Insektizide, Fungizide und Herbizide) aus der Landwirtschaft, Antibiotika aus der Tierhaltung, Acrylamid vom Rösten und Frittieren, Umweltgifte wie Quecksilber, Blei, Cadmium oder Dioxine, Wohnraumgifte in Form von Holzschutz- oder Flammschutzmitteln und viele andere Substanzen, die von Leber, Niere, Darm, Lunge oder Haut verarbeitet werden müssen

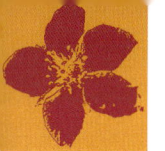

und so schnell wie möglich wieder ausgeschieden werden sollten. Gelingt dies nicht, was bei einigen schwer abbaubaren Chemikalien oder einer Überlastung mit toxischen Stoffen vorkommen kann, stellt sich unter Umständen eine sogenannte Toxilymphämie ein, eine mehr oder weniger starke Vergiftung von Blut, Lymphen und anderen Körperflüssigkeiten. Dieser Zustand wird als Ursache für viele Beschwerden und Erkrankungen angesehen, wie Konzentrationsschwäche, Hautprobleme, Nervosität, Neuralgien, Depressionen, Chronisches Erschöpfungssyndrom, Bronchitis, Asthma, rheumatische Beschwerden bis hin zu Krebs.

Gesunde Reinigungstage

In der Bundesrepublik Deutschland nimmt sich das Berliner Umweltbundesamt (UBA) seit Jahren des Themas an und hat mit Langzeituntersuchungen die Giftstoffbelastung von Tausenden von Personen, auch Familien mit Kindern, dezidiert ermittelt. Die Ergebnisse zeigen eigentlich nur eines: Wenn man den ubiquitären, den allgegenwärtigen Giftstoffquellen schon nicht mehr entkommen kann, so sollte man doch versuchen, Belastungen möglichst gering zu halten und durch geeignete Entgiftungstechniken so weit wie möglich wieder Klarschiff im Organismus zu machen. Wie man es beim Frühjahrsputz mit der Wohnung auch tut, sollte man mit einigen Detox-Tagen wenigstens einmal im Jahr den Körper gründlich von innen her reinigen. Das lässt nicht nur die Pfunde purzeln. Es macht auch Laune und sorgt für eine stabile Gesundheit, indem es so gut wie möglich vor den vielen Unbilden bewahrt, die innerkörperliche Verunreinigungen mit sich bringen wie Sand in einem schlecht geölten Getriebe.

Entgiften für die Figur

Mediziner wissen, dass nicht nur von außen kommende Stoffe unser Wohlbefinden und die Gesundheit beeinträchtigen können. Gifte entstehen auch innerhalb unseres Organismus. Man nennt sie endogene Toxine. Ganz abgesehen von der Cholesterinfrage, der Stresshormonlage, zu viel Blutzucker, hohem Harnsäureaufkommen oder Ähnlichem mehr sind hier vor allem gefährliche Darmgifte oder auch Übersäuerungen der Gewebe gemeint, die besonders bei Übergewichtigen verstärkt auftreten. Gerade dieser Punkt

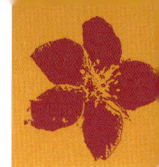

hat die zu ausufernden Körperformen neigenden US-Amerikaner für das Thema begeistert. Sie nennen es Detoxication oder kurz Detox (von lat. „toxicum" = Gift). Hierzulande machen eher Suchtbehandlungen von alkoholkranken Hollywoodgrößen in der Betty-Ford-Klinik Schlagzeilen, sozusagen harte Formen der Entgiftung. Das lässt leicht übersehen, dass Detox in den USA der grassierenden Gewichtsprobleme wegen längst zum drängenderen Thema geworden ist. Denn ein zu hoher Body-Mass-Index und ein vermehrtes Giftstoffaufkommen gehen meist Hand in Hand. Übergewicht erzeugt nicht nur eine Reihe unerwünschter Substanzen, beispielsweise bestimmte Enzyme, die die Entgiftungsarbeit des Organismus blockieren. Daneben ist viel Fettgewebe auch ein großer Speicher für Umweltschadstoffe und ähnliche Störenfriede im System Mensch. Und nicht zuletzt gehen zu viele Kilos auf übermäßige Nahrungsaufnahme zurück, was das Aufkommen von Darmgiften und zu vielen Säuren im Organismus noch begünstigt. Folglich betreiben Übergewichtige automatisch auch wirkungsvolle Detoxication, wenn sie abnehmen.

Dass sich dadurch die Cholesterin-, Blutfett-, Blutzucker- und Blutdruckwerte erheblich verbessern, steht außer Frage und ist für die Betroffenen von unschätzbarem gesundheitlichen Nutzen.

Der neueste Detox-Trend

Entgiften mit grünen Smoothies – das ist der neueste Detox-Trend, der aus den USA zu uns herübergeschwappt ist. Diese Powerdrinks sind nicht nur supergesund und sehr lecker, man kann sie auch ganz einfach selbst herstellen. Vor dem tieferen Einstieg in das Thema Entgiftung, in dem auch ganz klassische Entgiftungskuren und -mittel vorgestellt werden, starten wir diese erweiterte Neuausgabe deshalb mit einem Special zu grünen Smoothies und vielen Rezepten, die Sie spielend leicht zu Hause nachmixen können.

Extra
Grüne Detox-Smoothies

Grüne Smoothies eignen sich
hervorragend zum Entgiften. Sie
sind gesund, sie sehen gut aus, sie
schmecken gut und das Wichtigste:
Sie sind echte Detox-Wunder.

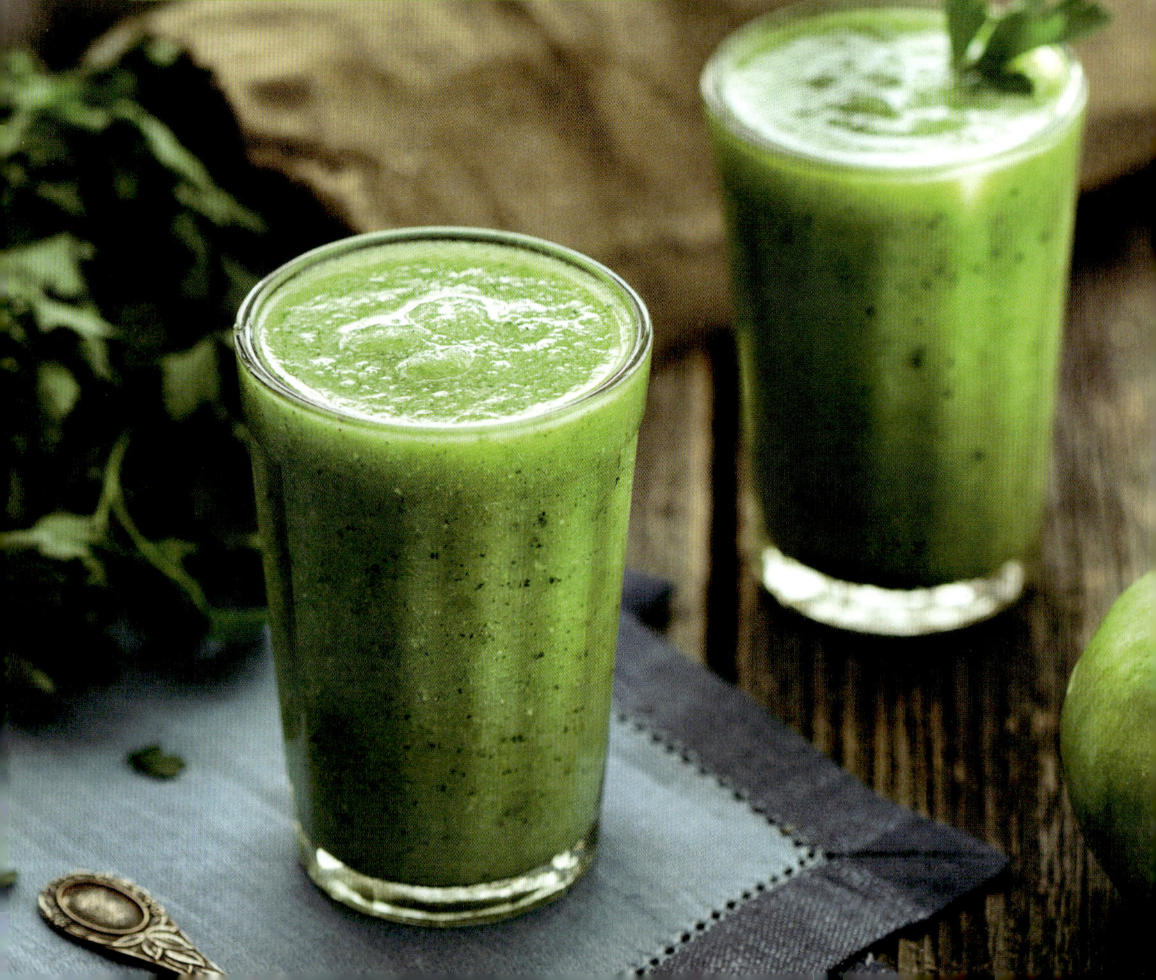

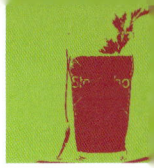

Der Weg in ein grünes Reich

Im Jahr 2004 hatte die Rohkostexpertin Victoria Boutenko eine wahrhaft bahnbrechende Idee, die möglicherweise eine Revolution in unserer gesamten Ernährungsweise in Gang setzt. Die aus Russland stammende US-Amerikanerin versuchte lange Zeit eigenen gesundheitlichen Problemen mit üblicher Rohkost beizukommen. Das linderte zwar ihre Herzrhythmusstörungen, es verhalf ihr aber noch nicht zu der Kraft und Energie, die sie sich wünschte. Und wie so oft bei interessanten Entdeckungen hat ihr dann ein Blick ins Tierreich weitergeholfen.

Es grünt so grün

Sie machte sich klar, dass Schimpansen – biologisch gesehen unsere nächsten Verwandten – ungleich mehr Grünpflanzen essen als wir. Und das, obwohl wir Menschen zu 99 Prozent über das gleiche Genmaterial verfügen wie diese Tiere. Darüber hinaus haben Naturforscher mittlerweile eine Art Heildiät mit speziellen grünen Pflanzenteilen ausgemacht, mit der die haarigen Baumbewohner instinktiv Verdauungsbeschwerden kurieren. Und nicht zuletzt steht außer Frage, dass so prächtig kräftige Geschöpfe wie Elefanten, Pferde oder Rinder ausschließlich von sogenanntem Grünzeug leben. Boutenko setzte aufgrund solcher Beobachtungen fortan vermehrt rohes Blattgemüse, frische Salate und andere grüne Gewächse auf ihren Speisezettel. Allerdings musste sie schnell erkennen, dass die Mengen, die man davon verzehren kann, begrenzt bleiben. Schließlich sind gerade die großen Wildtiere ja Wiederkäuer und können grüne Kost wesentlich besser verdauen als wir.

Der Mixer macht´s

Was unser Magen nicht schafft, kann vielleicht ein Mixer, dachte sich die auch als Hausfrau versierte Rohkostexpertin und stieß damit die Tür zu einem ganzen Reich von neuen Ernährungsmöglichkeiten auf. Sehr gute Standmixer schaffen Hunderte von Umdrehungen pro Sekunde und sind in der Lage, selbst harte, aus Zellulose bestehende Fasern von Obstkernen und hölzernen Stielen restlos in Brei zu verwandeln. Die wesentlich dünneren

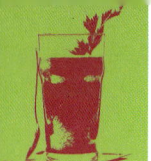

Zellulosefasern der Zellhüllen von essbaren Grünpflanzen haben da kaum eine Chance, Widerstand zu leisten. Schon von schwächer arbeitenden Geräten wie zum Beispiel manchen Pürierstäben werden sie aufgebrochen und geben die wertvollen Inhaltsstoffe aus dem Zellinneren preis. Man nennt das eine Erhöhung der Bioverwertbarkeit von Lebensmittelbestandteilen. Damit kommen wir in den Genuss von Vitaminen, Mineralstoffen, Enzymen, pflanzlichem Eiweiß und vielen anderen gesundheitsfördernden Substanzen, die ansonsten vom menschlichen Verdauungssystem nicht recht aufgenommen werden könnten.

Der Hauptbestandteil pflanzlicher Zellmembranen, also der Ummantelung von Zellen, ist Zellulose. Obwohl sie aus Zuckermolekülen besteht (Polysaccharid), können wir sie mangels des Enzyms Cellulase, über das Wiederkäuer verfügen, kaum zersetzen und zur Energiegewinnung nutzen. Dennoch brauchen wir für unsere Darmgesundheit die faserige, wasserunlösliche Substanz. Sie ist der wichtigste Ballaststoff für den Nahrungstransport durch unser Verdauungssystem.

Kiefernnadeln und Birkenblätter

So kann uns ein Mixer eine bisher ungeahnte Vielfalt an Lebensmitteln bescheren, von denen eher wenige Menschen wissen, dass man so etwas überhaupt essen kann:
Die Blätter von Radieschen, Rote Bete, Kohlrabi oder Möhren beispielsweise (wohl gemerkt das Grünzeug, nicht die Knollen), Wildblumen wie Ackerwinden oder Primeln und zahlreiche Blätter und junge Frühlingstriebe von Büschen und Bäumen, etwa von Birken oder Himbeeren und erstaunlicherweise sogar frische Kiefern- oder Fichtennadeln. Wem nun unsere grünen Wildkräuter à la Brennnessel, Sauerampfer oder Löwenzahn schon zu exotisch für den Verzehr erscheinen, der kann sich selbstverständlich bei Boutenkos Ernährungskonzept getrost auch auf alle Grünpflanzen stützen, die man ohnehin kennt und nutzt, seien es Salate, Gartenkräuter, Spinat oder auch frisch gekeimte Sprossen von Brokkoli, Hafer und Co.

Wie grüne Smoothies lecker werden

Grünpflanzen im Mixer bekömmlicher zu machen, ist das eine. Das andere ist die Frage: Wie schmeckt das Ganze? Das Blattgrün Chlorophyll (von griech. „chloros" = grün) wirkt etwas herb im Gaumen und viele Blätter, Stängel und Triebe sind leicht bitter und nicht unbedingt ein kulinarischer Höhepunkt. Da kamen der Gesundheitsexpertin die beliebten Smoothies in den Sinn, eigentlich pappsüße Fruchtmixturen, die sich aber in abgewandelter Form für eine Mischung mit grünen Zugaben bestens eigneten. So mischte sie zu gleichen Teilen grüne Blätter, zum Beispiel von normalem

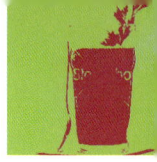

Kopfsalat oder Babyspinat, mit köstlichen Früchten wie Mangos, Ananas oder Bananen, gab noch etwas Wasser oder Saft hinzu und machte im Mixer aus allem die ersten grünen Smoothies. So ein Smoothie ist wunderbar weich und sämig und schmeckt je nach Komposition mitunter fantastisch. Wobei Neulinge ihn eher süßer, also mit mehr Früchten, mögen. Doch wer schon länger damit vertraut ist, schätzt dann zunehmend auch die herberen Geschmacksnuancen, die von duftenden Wiesen stammen könnten, die voller Frühlingsblumen, Brunnenkresse, Klee und Schafgarbe stehen.

Äpfel (reich an Kalium und Vitamin C) sind auch im Jahr 2012 weiterhin die beliebtesten Baumfrüchte der Deutschen. Auf 70 Prozent der heimischen Obstbauflächen werden Elstar, Jonagold, Jonared und Braeburn geerntet.

Der Gesundheit zuliebe

Seit Jahren raten uns Ernährungsexperten, Ökotrophologen und Mediziner dazu, wesentlich mehr Obst und Gemüse zu verzehren, als das üblicherweise der Fall ist. Fast jeder kennt in dem Zusammenhang den Wahlspruch „five a day" (also „fünfmal am Tag"). Auch nach Berechnungen der Deutschen Gesellschaft für Ernährung sollten Erwachsene täglich mindestens 400 Gramm Gemüse und ein viertel Kilogramm Früchte in mehreren Portionen essen. Aber, Hand aufs Herz, wie vielleicht ein Kardiologe scherzhaft sagen würde, der um unsere Gefäßgesundheit besorgt ist, wer schafft das schon? Und vor allem, warum eigentlich?

Der Mensch braucht Vitalstoffe

Das lateinische Wort „vita" heißt „Leben" und Vitalstoffe sind all jene Lebensmittelbestandteile, die uns am Leben erhalten, ohne dass wir daraus Energie beziehen würden, wie wir es aus der Verwertung von Kohlenhydraten (Zucker, Stärke), Fetten oder Eiweiß tun. Vitalstoffe sind an Zigtausenden von Mikroprozessen im Organismus beteiligt, ohne die wir gar nicht existieren könnten. Sie regeln den Sauerstofftransport im Körper, halten den Kreislauf in Schwung und den Stoffwechsel in Betrieb. Sie stärken unser Immunsystem, kräftigen die Nerven, aktivieren das Gehirn, machen fit und schlank und garantiert gute Laune. Die bekanntesten davon sind Vitamine, von denen einige von unseren eigenen Darmbakterien hergestellt werden. Die meisten finden sich allerdings in der Nahrung, und da vor allem in pflanzlicher Kost.

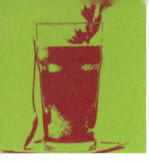

Fitmacher im Essen

In Grünpflanzen und Obst sind neben Vitaminen auch viele andere Vital-stoffe enthalten, die für uns unverzichtbar sind: Mineralien (Kalium, Kalzium, Magnesium etc.), Spurenelemente (Selen, Kupfer, Zink etc.), Enzyme (Ubichinone, Bromelain etc.) oder reichlich Farb- und Aromastoffe (Bioflavonoide, Lycopin, Indole, Chlorophyll etc.) mit vielfältigen gesundheitsfördernden Wirkungen. Gerade die Farb- und Aromastoffe haben stark antioxidative Eigenschaften und dienen der effektiven Bekämpfung von schädlichen Sauerstoffradikalen, die durch Stress, zu viel Sonne, das Rauchen oder andere Giftstoffbelastungen entstehen.

Das Blattvitamin

Gerade die Folsäure aus der Gruppe der B-Vitamine (von lat. „folium" = Blatt), die reichlich in Blattgemüse steckt, bekämpft Arterienverkalkungen und beugt damit Infarkten wirksam vor, wie US-Ärzte mit Folsäure-Substitutionen zeigen konnten. Auch für die Darmgesundheit, bei größerem Regenerationsbedarf, in der Schwangerschaft und bei vielem mehr ist Folsäure unverzichtbar.

Grüne Folsäurequellen

	µg/100 g
Weizenkeime	271
Spinat	134
Endivie	116
Brokkoli	103
Wirsing	66
Rosenkohl	60
Spargel	59
Petersilie	56
Grünkohl	47
Kopfsalat	35

Wie die grünen Drinks entgiften

Jeder klassische grüne Smoothie ist ein besonders gesundes Getränk und verhilft uns dazu, die „five a day"-Formel leichter zu erfüllen. Zwischendurch ein Smoothie, und schon kommt man einer idealen Ernährungsweise einen Drink weit näher. Da er im Mixer verdauungsfreundlich aufbereitet wurde, gelangt er schnell in den Dünndarm und ist nur sehr kurz der ätzenden Magensäure ausgesetzt. Dadurch entgehen viele Enzyme, pflanzliche Eiweißstoffe und andere Substanzen des breiigen Saftes einer vorzeitigen Zerstörung.

Auch die Tatsache, dass es sich um Rohkost handelt, ist wichtig. Es bewahrt die Inhaltsstoffe vor dem Überhitztwerden beziehungsweise Verkochen. Davon profitieren besonders die Vitamine. (Vorsicht! Langes Mixen erzeugt auch zu viel Wärme.)

Beim Genuss eines Smoothies kann sich somit eine geballte Ladung von Vitalstoffen im Organismus entfalten, die in einer anderen Weise, also nur

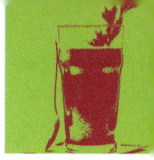

durch essen oder Saft trinken, wohl nur schwer zu bekommen sein dürfte. Ein Smoothie erzeugt sofort einen spürbaren Erfrischungseffekt und eine direkte Belebung, die sich im ganzen Körper ausbreitet.

Was man nicht auf der Stelle spürt, ist die entgiftende Wirkung, die das grüne Weichgetränk entfaltet. Und für diesen Effekt sollte man das Smoothietrinken längere Zeit auf der Agenda behalten.

Heilsbringer Chlorophyll

Das in grünen Gewächsen enthaltene Chlorophyll sorgt nicht nur für eine schöne Farbe, für zartes Maigrün oder ein kräftiges Tannengrün. Vielmehr ist es ein wahrlich wundersamer, Leben spendender Stoff. Es steckt in Zellen von Blättern, Halmen oder Stängeln und schafft etwas Unglaubliches: Aus einem energiearmen Gas in der Luft, dem Kohlendioxid, etwas Wasser und Sonnenlicht stellt es bei der sogenannten Fotosynthese energiereichen Zucker her. Dieser Zucker ist der Grundbaustoff der Pflanze und damit die Basis aller tierischen und menschlichen Ernährung. Und da dieser Zucker eigentlich nichts anderes als gespeichertes Sonnenlicht ist, klingt die Auffassung einiger Esoteriker durchaus plausibel, wonach der Verzehr von essbaren Grünpflanzen genau genommen das Tanken von Lichtenergie darstellt. Auch Victoria Boutenko nannte das Blattgrün „die flüssige Form des Sonnenlichts".

Reinigendes Grün

Wissenschaftler beurteilen die Wirkung von Chlorophyll auf uns Menschen etwas nüchterner, kommen aber trotzdem mitunter ins Schwärmen. Um giftige Schwermetalle aus unserem Körper zu schaffen, nutzen wir unter anderem sogenannte Chelate (von griech. „chele" = Klaue). Das sind vom Organismus mithilfe von zelleigener Alpha-Liponsäure hergestellte Substanzen, die die gefährlichen Störenfriede wie mit einer Klaue packen und dann über die Nieren ausschwemmen. Und genau dabei hilft das Chlorophyll, weshalb es auch als natürlicher Chelatbildner bezeichnet wird. Diese entgiftende Eigenschaft des Blattgrüns ist von herausragender Bedeutung für unsere Gesundheit, sind wir doch alle mehr oder weniger starken Belastungen mit Cadmium, Quecksilber oder Blei durch die allgemeine Umweltbelastung ausgesetzt.

grundrezept
Ein klassischer grüner Smoothie besteht zu gleichen Teilen aus essbaren grünen Pflanzenteilen und aus reifen Früchten. Je nachdem, ob er getrunken oder gelöffelt werden soll, kommt dann noch eine geeignete Menge Wasser hinzu.

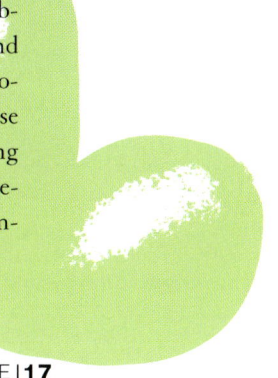

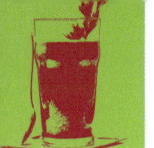

Erfolgreicher Kampf dem Krebs

Viele Krebserkrankungen werden von Schwermetallen oder anderen Gift-stoffen verursacht. Die krebserregende Eigenschaft von Cadmium im Zi-garettenrauch ist ja hinlänglich bekannt. Was das Chlorophyll in diesem Zusammenhang anbelangt, so ist erwiesen, dass es Krebszellen in der Darm-schleimhaut effektiv bekämpft, und zwar mitunter besser, als es mit man-chen Chemotherapien gelingt. Vielleicht beruht diese überaus segensreiche Wirkung des harmlosen Blattgrüns gerade auf seinen entgiftenden Eigen-schaften. Möglicherweise ist aber auch etwas anderes dafür verantwortlich oder mitverantwortlich. Das Chlorophyll erhöht den Sauerstoffgehalt in unserem Organismus. Es hat, molekular gesehen, einen dem Hämoglobin vergleichbaren Aufbau. Und wie dieser rote Farbstoff im Blut transportiert es ebenfalls Sauerstoff in die Gewebe, was ein Krebszellenwachstum stark hemmt.

Deswegen wird es nicht mehr lange dauern, bis Chlorophyll auch als Medi-kament zur Verfügung steht. Bis es allerdings so weit ist, gilt für Smoothies das Motto: Je grüner, desto gesünder!

Die Kraft der Antioxidantien

Alle Smoothies sind vollgepackt mit Antioxidantien. Das sind jene Stoffe in Obst, Beeren, Gemüse, essbaren Blättern, Blüten, Stängeln oder Kraut, die uns vor der schleichenden Giftwirkung von freien Sauerstoffradikalen be-wahren, die uns krank machen können und vorzeitig altern lassen. Die be-kanntesten Antioxidantien sind die Vitamine A, C, E und Betacarotin, aber auch Spurenelemente wie Selen oder viele Farbgeber und Geruchsstoffe. An unzähligen Stellen im Organismus kämpfen sie gegen die Schäden, die die entarteten Sauerstoffatome anzurichten drohen. Auch halten sie alle an der Entgiftung beteiligten Organe – Darm, Leber, Niere, Lunge und Haut – gesund, wobei der Lebergesundheit eine besondere Bedeutung bei der Neu-tralisation von Giftstoffen zukommt. Wie ein Chemielabor arbeitet unsere Leber ständig daran, eingedrungene Giftstoffe zu entschärfen und in einen abtransportierbaren Zustand zu verpacken. Dabei entstehen Unmengen von Sauerstoffradikalen, die von Antioxidantien entschärft werden müssen. Bei diesem Vorgang verbraucht die Leber sehr viel Vitamin C oder andere Ra-

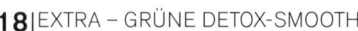

dikalfänger. Steht daran kein Nachschub zur Verfügung, nehmen die Leberzellen Schaden. Das Gleiche gilt natürlich auch, wenn zu viele Gifte auf das Organ einwirken. Dann ist unser Entgiftungslabor schlicht überfordert.

Spezielle Entgiftungshilfen

Auch wenn grundsätzlich alle Smoothies sehr gute Entgiftungshilfen sind – und dies vielleicht der wichtigste Grund für ihren gesundheitlichen Nutzen ist –, kann man durch die Zugabe ganz spezieller Pflanzen- und Pflanzenteile durchaus noch mehr für die Ausleitung unerwünschter Substanzen tun. Aus dem großen Bereich der pflanzlichen Heilmittel seien hier nur einige Gewächse beispielhaft aufgelistet. In der Regel beruht ihre reinigende Kraft darauf, dass sie unsere Entgiftungsorgane zu verstärkter Aktivität anregen.

Löwenzahn (Kraut)

aktiviert die Lebertätigkeit und die Gallenproduktion

mild abführend

entsäuernd

Petersilie (Kraut)

verdauungsfördernd

nierenanregend

blasenstärkend

Brennnessel (Kraut)

mild darmanregend

entwässernd

zur Nierenspülung

Brunnenkresse (Kraut)

harntreibend

den Gallefluss fördernd

verdauungsanregend

Junge Birkenblätter

entsäuernd

entwässernd

zur Durchspülung von Niere und Blase

Gurke

blutreinigend

stark wassertreibend

klärt das Hautbild

Leicht selbst gemacht

Bei der Herstellung von Smoothies sind nahezu unendlich viele Variationen denkbar. Die Rezepte sind hier nur als Anregung zu verstehen und nicht als strikt einzuhaltende Anweisung. Jedenfalls ist es eine echte Freude, sich an einem reich gedeckten Gabentisch voller Früchte, Beeren, Gemüse und gesunder Grünpflanzen zu bedienen, um völlig neue Geschmackserlebnisse zusammenzumischen. Und Selbermachen schärft nicht zuletzt das Bewusstsein für alles, was wir unserem Körper zuführen.

Der Einkauf

Besorgen Sie, wann immer es möglich ist, Früchte, Beeren und Pflanzengrün aus biologischem Anbau. In Ihren grünen Smoothie sollen keine Pestizide, Fungizide, Düngebestandteile und andere unerwünschte Substanzen gelangen. Biologisch angebautes Obst und Gemüse enthält zwar nur unwesentlich mehr Nähr- und Vitalstoffe (etwa Vitamin D oder Phosphor) als Produkte aus herkömmlichem Anbau, aber es ist deutlich seltener mit Schadstoffen behaftet. Bei Produkten aus Ihrem Garten wissen Sie natürlich, ob sie „sauber" sind.

Geeignete Früchte

Ananas – Aprikose – Apfel – Banane – Beeren (aller Art) – Birne – Feige – Granatapfel – Honigmelone – Kirsche – Kiwi – Mandarine – Mango – Mirabelle – Nashi-Birne – Nektarine – Orange – Pfirsich – Pflaume – Wassermelone – Weintraube – Zwetschge

Grüne Blattgemüse

Batavia – Chicorée – Eichblattsalat – Eisbergsalat – Endiviensalat – Feldsalat – Friséesalat – Gartenmelde – Kohl (wie Grünkohl, Pak Choi, Rosenkohl, Wirsing) – Kopfsalat – Kohlrabiblätter – Kresse – Kürbisblätter – Mangold – Möhrengrün – Radicchio – Radieschenblätter – Rote-Bete-Blätter – Rucola (Gartenrauke) – Rübenblätter – Sellerieblätter – Spinat – Staudensellerie – Zucchiniblätter

Essbare grüne Wildpflanzen

Ahornblätter – Bärlauch – Beifuß – Birke (junge Blätter) – Brombeerblätter – Brunnenkresse – Erdbeerblätter – Gänseblümchen – Giersch – Himbeerblätter – Huflattich – Kapuzinerkresse – Kiefern- oder Fichtennadeln (Frühlingstriebe) – Knöterichgewächse – Linde (hellgrüne, junge Blät-

---

Von den bekanntesten grünen Heilpflanzen wird dem Thymian wissenschaftlich sehr gute Wirksamkeit bestätigt (Bronchitis). Gut wirken auch: Lavendel (Schlaflosigkeit), Mutterkraut (Migränevorbeugung), Pfefferminze (Verdauungsstörungen), Rotklee (Wechseljahresbeschwerden), Sonnenhut beziehungsweise Echinacea (Erkältungen) oder Baldrian (Nervosität).

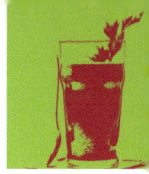

ter) – Löwenzahn – Mädesüß – Obstbäume (junge Blätter) – Portulak – Rose (Blätter und Blüte) – Sanddorn (Blätter und Früchte) – Sauerampfer – Schafgarbe – Schlehe (Blätter und Früchte) – Veilchen – Vogelmiere – Waldmeister – Wegerich – Weinblätter – Wegwarte – Wiesenbärenklau – Winterkresse

Heilpflanzen

Ackerschachtelhalm – Aloe-vera-Blätter – Artischockenblätter – Baldrian – Beinwell – Bibernelle – Borretsch (Blätter und Blüten) – Brennnessel – Feigenblätter – Ginkgo – Johanniskraut – Kerbel – Lavendel – Mariendistel – Ringelblume (Blätter und Blüten) – Schachtelhalm – Salbei – Wilde Malve – Weißdornblüten

Zutaten aus dem Eis

Eigentlich sollte man immer frisches Obst, Beeren und Pflanzengrün bevorzugen, da es ernährungsphysiologisch gesehen wertvoller ist und meist auch besser schmeckt als länger gelagertes. Wenn Sie aber einen Garten haben und eine Ernte ansteht, lässt sich einiges auch gut einfrieren. Besonders Spinat und alle Arten von Beeren passen tiefgekühlt in jeden Smoothie und können ersatzweise auch aus der Tiefkühltruhe vom Supermarkt stammen.

Welcher Mixer?

Für Ihre ersten grünen Smoothies tut es ein haushaltsüblicher Standmixer mit 500 Watt, auch ein kleiner Pürierstab leistet schon gute Dienste. Wenn Sie kein stärkeres Gerät zur Verfügung haben, sollten Sie die Zutaten klein schnipseln und etwas länger pürieren, damit nicht Stückchen in Ihrem Drink stören. Wem das Smoothietrinken zum täglichen Ritual geworden ist, der besorgt sich dann gerne einen Hochleistungsmixer mit 1000 Watt oder mehr. Da kann man auch unbesorgt Steine und Kerne (von Aprikosen, Avocados, Kirschen etc.) hineingeben. Die weicheren Kerngehäuse von Äpfeln, Birnen oder Trauben schaffen aber bereits schwächere Geräte.

Es gibt übrigens auch spezielle Smoothie-Maker in Supermärkten, allerdings unterschiedlicher Güte.

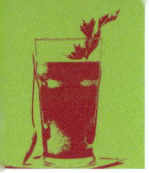

Die Herstellung

Mixen Sie Ihren Smoothie jeweils zur einen Hälfte aus schmackhaften Früchten und zur anderen aus rohem, nährstoffreichem Pflanzengrün in seinem ganzen Spektrum: Salate, Gartenkräuter, Blätter der Wurzelgemüse, grüne Kohlsorten und essbare Wildpflanzen (wie Wildkräuter, Blätter von Sträuchern und Bäumen, verschiedene Blüten).

Sie müssen die einzelnen Zutaten nicht akribisch auswählen. Fügen Sie hinzu, was Sie gerade da haben. Gehen Sie ein bisschen nach Gefühl vor. Wenn Ihnen ein Getränk besonders geschmeckt hat, notieren Sie am besten die Rezeptur.

Wasser gibt dem grünen Smoothie die gewünschte Konsistenz: Der Trink-Smoothie entsteht durch die Zugabe von mehr Wasser; weniger Wasser macht den Smoothie fester, er ist dann zum Löffeln geeignet. Gelegentlich kann man auch mit naturreinem Fruchtsaft experimentieren.

Waschen oder schälen?

Biologisch angebautes Obst und Gemüse gründlich waschen, nicht schälen. Früchte und Gemüse aus konventionellem Anbau müssen dagegen, soweit möglich, geschält und intensiv gewaschen werden.

Kerngehäuse und Strünke?

Verwenden Sie den gesamten Grünanteil der Pflanzen, auch die Mittelsprossen und die Stängel.

Die harten Strünke und Schalen der Ananas gehören allerdings nicht in Ihr Getränk. Strünke (verschiedener Kohlarten) oder harte Stiele (etwa von Mangold) können unter Umständen etwas bitter sein; wenn Sie das nicht mögen, sollten Sie sie vor dem Mixen entfernen. Bei Spinat, Löwenzahn, Brennnesseln oder Gartenkräutern püriert man die weichen Stiele mit. Einfache Kerngehäuse (Äpfel, Birnen) nicht entfernen.

Variieren Sie die Zutaten

Wählen Sie nicht über längere Zeit ein und dieselbe Grünpflanze für Ihre täglichen Smoothies. Roher Kohl, Spinat und viele andere Grünpflanzen ent-

tipp

Geben Sie nur reife oder durchaus auch „überreife" Früchte in den Mixer; sie verleihen Ihrem Drink mehr natürliche Süße und Aroma und spenden reichlich Farbe und Duft, ein Zeichen für einen hohen Gehalt an Bioflavonoiden.

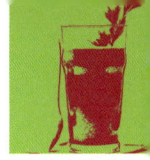

halten geringe Mengen von unterschiedlichen Alkaloiden (stickstoffhaltige, in Pflanzen gebildete Wirkstoffe), von denen einige in hoher Dosierung giftig wirken könnten. In kleineren Mengen hingegen stärken diese Substanzen unsere Immunkräfte. Deshalb ist Abwechslung hier das Zauberwort. Vermixen Sie am besten jeden Tag eine andere Sorte grünes Blattgemüse.

Gartenkräuter

Vergessen Sie bei Ihren Smoothies keinesfalls grüne Gartenkräuter (alle Sorten). Gerade zur Feinsteuerung der geschmacklichen Ausprägung eignen sich Petersilie, Dill, Schnittlauch, Basilikum, Pimpinelle, Salbei, Zitronenmelisse, Gartenkresse, Borretsch usw. sehr gut. Außerdem sind sie immer eine nette Zierde auf dem Fensterbrett Ihrer Küche.

Urgesunde Gerb- und Bitterstoffe

Nutzen Sie unbedingt auch Wildkräuter für Ihre Smoothies. Die Blättchen von Löwenzahn, Brennnessel oder Sauerampfer verleihen Ihrem Smoothie einen herben, etwas bitteren und eher ursprünglichen Geschmack, wie wir ihn gar nicht mehr häufig erleben. Wer länger grüne Smoothies trinkt, wird ihn zunehmend schätzen. Der Geschmack rührt daher, dass die Pflanzen reichlich Bitterstoffe enthalten. Diese pflanzlichen Aromata sind sehr gesund, aber leider mag sie nicht jeder. Wenn man aber das Bittere im Smoothie mit süßen Früchten kombiniert, wird der Geschmack auf angenehme Weise abgemildert.

Für Gesundheitsspezialisten

Auch Heilpflanzen wie etwa die Blätter von Aloe vera, Artischocke, Borretsch oder Ringelblume sollten gelegentlich in Ihren Drink Eingang finden. Sie sollten aber sparsam eingesetzt werden – quasi als Gewürz in Ihrem Powerdrink.

Wildpflanzen sammeln

Wild wachsende Kräuter und andere essbare Wildpflanzen sind oft vitalstoffreicher als kultiviertes Obst und Gemüse, was man meist schon an einem intensiven Geschmack oder Geruch erkennt. Wer sich in Wald und Flur allerdings selbst auf die Suche nach den natürlichen Gewächsen machen will, sollte wissen, was bekömmlich ist und was nicht. Ein Pflanzenbestimmungsbuch oder die Teilnahme an einer Wildkräuterwanderung sind da sehr zu empfehlen. Derartige Angebote finden sich unter anderem in Tageszeitungen.

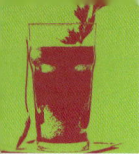

Nur ganz junge Sprossen

Sprossen bringen Abwechslung in das Weichgetränk und sind sehr reich an Nährstoffen und Vitaminen. Am besten nur ganz junge, einige Tage alte Keimlinge verwenden. Nach etwa einer Woche können sie vermehrt Alkaloide aufweisen, die Tiere davon abhalten sollen, sie zu verzehren. Geeignet sind unter anderem Alfalfa-, Buchweizen-, Rettich- oder Brokkolisprossen.

Nicht jedes Gemüse

Victoria Boutenko, die die grünen Mixgetränke erfunden hat, verwendet dafür nur grünes Blattgemüse und Pflanzengrün verschiedener Gemüsesorten, zum Beispiel Möhrengrün oder Kohlrabiblätter, aber nicht die Karotten oder Kohlrabi selbst, und auch keine Rote Bete, Brokkoli, Blumenkohl Okraschoten, Erbsen, Mais oder Zwiebeln. Denn die darin enthaltenen Kohlenhydrate würden die Verdauung stärker belasten als Smoothies, in denen nur Pflanzengrün eingebracht wird. Sie würden in der Kombination mit süßen Früchten Blähungen erzeugen. Wer dennoch Gemüse in seinem Smoothie lieber mag, weicht am besten auf weniger kohlenhydratreiche Sorten wie Tomaten, Gurken, Zucchini, Staudensellerie oder Paprika aus.

Wie lange mixen?

Die Pürierdauer hängt von Ihrem Gerät und von den verwendeten Zutaten ab. Mixen Sie harte Samen, Schalen oder Stängel zuerst eine halbe Minute lang auf einer niedrigen Stufe und schalten dann erst höher. Es ist genug, wenn das Getränk schön cremig ist. Betätigen Sie den Mixer nie länger als nötig, denn dabei wird Wärme frei, die die wertvollen Inhaltsstoffe beeinträchtigen kann.

Der Genuss

Manchmal ist weniger mehr: Einfache Smoothies aus wenigen Zutaten sind leichter herzustellen und nach Meinung der Erfinderin für die Gesundheit am wirkungsvollsten. Sie belasten die Verdauung kaum und die enthaltenen Biostoffe kommen dem Organismus auch wirklich zugute.

Es ist wissenschaftlich bestätigt, dass Brokkolisprossen, die reichlich Sulforaphan enthalten, krebsvorbeugend wirken, deutlich mehr noch als die Pflanze selbst beziehungsweise deren Blätter. Besonders das Wachstum von Tumoren der Bauchspeicheldrüse wird dadurch gehemmt. Brokkolisamen sind übers Internet oder in Naturkostläden erhältlich.

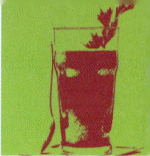

Der Geschmack zählt

Achten Sie aber darauf, Smoothies zu mixen, die Ihnen wirklich schmecken. Anfangs dafür den Obstanteil erhöhen. Wenn das Smoothietrinken nur Pflicht ist und kein Genuss, wird man von dieser Gewohnheit bald wieder lassen. Und das wäre schade.

Täglich frisch zubereitet

Grüne Smoothies werden am besten sofort verzehrt, nachdem man sie zubereitet hat. Man kann die Mixtur aber auch fest verschlossen zwei bis drei Tage im Kühlschrank (Getränkefach) aufbewahren. Sie schmeckt dann auch noch und bewahrt sich ihre grüne Farbe. Es sind die vielen Antioxidantien aus dem Zellinneren der Pflanzen, die das Mixen freigelegt hat, welche das Getränk so lange frisch halten. Sie verhindern, wie in unserem Körper, Schäden durch Oxidation, also durch den Angriff bestimmter Sauerstoffatome (Oxygenium = Sauerstoff).

Urgesundes zwischendurch

Trinken Sie den Smoothie langsam, in kleinen Schlucken. Trinken Sie ihn nicht zum Essen, sondern zelebrieren Sie den Genuss als kleine Mahlzeit für sich, am besten eine halbe bis dreiviertel Stunde vor dem Essen.

Bereiten Sie sich morgens so viel von dem Grüngetränk zu, wie Sie den Tag über trinken wollen. Eine verträgliche, über längere Zeit praktizierbare Menge scheint mir ein halber bis ein Liter pro Tag und Person zu sein. Je ein Glas morgens, mittags und spätnachmittags.

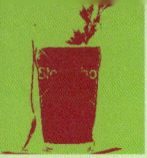

Rezepte
für köstliche Detox-Smoothies

Die Angaben sind für circa 1 Liter (1000 ml/ccm) berechnet. Bitte bedenken Sie, dass die Mengenangaben nur circa-Angaben sein können, da Obst und Pflanzengrün in Geschmack und Größe variieren, je nachdem, ob man zum Beispiel Kerne oder Schalen mit in den Mixer gibt oder nicht. Also zwischendurch einmal kosten.

1

1 vollreife Mango (ohne Kern)
2 Blätter Wirsing (ohne Mittelrippen)
Etwa 1 Tasse (100 ml) Wasser, je nach gewünschter Konsistenz
Alle Kohlsorten sind reich an Senfölen, die cholesterinsenkend wirken und zur Krebsprävention empfohlen werden.

2

200 g süße grüne Weintrauben
1 grüner Apfel (etwa Golden Delicious) mit Kerngehäuse
2–3 große, grüne Salatblätter (ohne Mittelrippe)
Etwa 1 Tasse (100 ml) Wasser, je nach gewünschter Konsistenz
Weintrauben stärken alle Entgiftungsorgane, Niere, Blase, Lunge, Leber. Sie helfen, überschüssige Harnsäure abzubauen, da sie entwässern und keinerlei Purine enthalten.

3

100 g Heidelbeeren
1 Apfel
1 Handvoll Karottengrün
Etwa 1 Tasse (100 ml) Wasser, je nach gewünschter Konsistenz
Gerbstoffe sowie der blaue Farbstoff Myrtillin der Heidelbeeren wirken entgiftend und blutreinigend. Alle heimischen Beeren zeichnen sich übrigens durch eine enorme Reinigungswirkung aus.

4

1 Orange
1 reife Birne
½ Banane
2 Handvoll junge Himbeerblätter
Etwa 1 Tasse (100 ml) Wasser, je nach gewünschter Konsistenz
Himbeerblätter zählen zu den ältesten Arzneimitteln der Volksmedizin Europas und Vorderasiens. Sie werden traditionell gegen Entzündungen, speziell der Darmschleimhaut, eingesetzt.

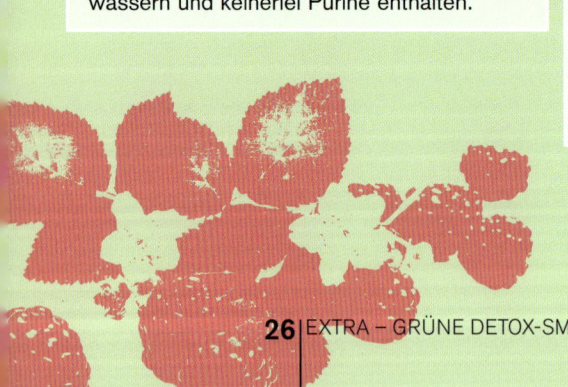

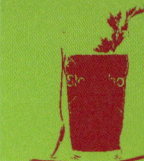

5

20 süße Erdbeeren
1 reife Banane
2 Handvoll Spinatblätter
2 Stängel Petersilie
5–6 Blättchen Basilikum
Etwa 1 Tasse (100 ml) Wasser,
je nach gewünschter Konsistenz

Reichlich Chlorophyll im Spinat hilft, giftiges Blei, Quecksilber etc. aus dem Körper zu befördern.

6

150 g Wassermelone (Fruchtfleisch)
150 g Ananas (ohne Strunk und Schale)
½ reife Banane
1 Bund Petersilie
Etwa 1 Tasse (100 ml) Wasser, je nach gewünschter Konsistenz

Petersilie ist reich an den Vitaminen C und B, Zink und Kalium und regt sämtliche Ausscheidungsorgane an.

7

2 Pfirsiche
¼ Ananas (ohne Strunk und Schale)
2 Stangen Staudensellerie
1 kleines Stück Ingwer (geschält)
½ Bund junger Löwenzahn
Etwa 1 Tasse (100 ml) Wasser, je nach gewünschter Konsistenz

Das Bromelain der Ananas bringt die Verdauung in Schwung, hilft beim Abnehmen und stimuliert die Hautentgiftung.

8

3 frische, süße Feigen (ohne Schale)
1 Birne
2 Handvoll Mangold
1 Zweig Minze
Etwa 1 Tasse (100 ml) Birnensaft, je nach gewünschter Konsistenz

Die Gerbstoffe der Birnen wirken entzündungshemmend im Magen-Darm-Bereich.

9

100 g Himbeeren (frisch oder TK)
1 Banane
2 Handvoll Feldsalat
1 Zweiglein Minze
Etwa 1 Tasse (100 ml) Wasser, je nach gewünschter Konsistenz

Die Säuren und Gerbstoffe frischer Himbeeren unterstützen wirksam die Entgiftungsarbeit der Leber. Bananen enthalten viele B-Vitamine. Diese sind unverzichtbar für den Bau körpereigener Enzyme, die wir für die Entgiftung brauchen.

10

1 Banane
3 frische, süße Feigen (ohne Schale)
½ Gurke (geschält, in Stückchen)
1 Chicorée
Etwa 1 Tasse (100 ml) Wasser, je nach gewünschter Konsistenz

Der Bitterstoff Intybin im Chicorée stärkt Galle, Leber, Darm und wirkt wie ein Magenbitter. Das Inulin regt den Stoffwechsel an.

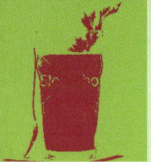

11

5 Aprikosen (ohne Stein)
1 Handvoll reife Stachelbeeren
4 Blätter Endiviensalat
1 Stückchen Ingwer
Etwa 1 Tasse (100 ml) Wasser, je nach
gewünschter Konsistenz

Bitterstoffe wie Lactucerol im Endiviensalat
stimulieren die Verdauungssäfte von Magen,
Darm und Leber, regen den Gallefluss an und
sind harntreibend.

12

3 Kiwis (ohne Schale)
3 Pflaumen (gelb oder blau)
¼ Ananas (ohne Strunk und Schale)
1 Handvoll junge Himbeerblätter
1 Handvoll junge Birkenblätter
Etwa 1 Tasse (100 ml) Wasser, je nach
gewünschter Konsistenz

Birkenblätter gelten als Gewebe entwässernd.
Pflaumen sind für ihre verdauungsanregende
Wirkung bekannt.

13

1 Apfel
2 Pflaumen (gelb oder blau)
½ Banane
3 Blätter Kopfsalat
3–4 Stängel Petersilie
Etwa 1 Tasse (100 ml) Wasser, je nach
gewünschter Konsistenz

Kopfsalat und andere grüne Blattsalate enthalten Asparagin, das die Harnsäure austreibt
(bei Gicht). Petersilie liefert reichlich selten
gewordenes Selen gegen vorzeitiges Altern.

14

250 g blaue Weintrauben
2 Handvoll Radieschenblätter
Etwa 1 Tasse (100 ml) Wasser, je nach
gewünschter Konsistenz

Der Farbstoff Anthozyan in blauen Weintrauben hält die Blutgefäße durchlässig und wirkt
antikanzerogen.

15

150 g Zwetschgen
½ reife Papaya
1 Bund Schnittlauch
2–3 Sellerieblättchen (intensiv im Geschmack)
Etwa 1 Tasse (100 ml) Wasser, je nach
gewünschter Konsistenz

Die Bitterstoffe im Selleriegrün wirken anregend auf das gesamte Verdauungssystem und
sind damit hervorragend für die „innere Reinigung" geeignet.

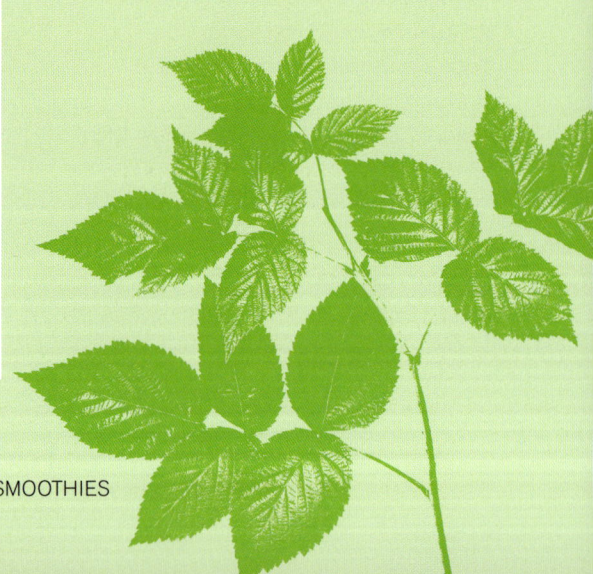

16

2 Granatäpfel (ohne Schale, mit Kernen)
1 Apfel
2 Handvoll junge Ahornblättchen
5 Sellerieblättchen
Etwa 1 Tasse (100 ml) Wasser, je nach
gewünschter Konsistenz
Das Pektin von Äpfeln neutralisiert Giftstoffe
im Darm, bindet Gallensäuren und unterstützt
den Abbau von Cholesterin.

17

1 chinesische Nashi-Birne
1 Passionsfrucht (ohne Schale)
1 Banane
1 Handvoll Feldsalat (fest, dunkelgrün)
1 Handvoll Brunnenkresse
Etwa 1 Tasse (100 ml) Wasser, je nach
gewünschter Konsistenz
Feldsalat ist überaus reich an Kalium. Es
versorgt die Zellen mit Wasser, was für ihre
Entgiftung unerlässlich ist. Gegenspieler des
Kaliums ist übrigens Kochsalz.

18

3 Kaktusfeigen (ohne Schale)
¼ Ananas (ohne Strunk und Schale)
¼ Papaya
1 Handvoll Möhrengrün
1 Handvoll frische Brennnesselblättchen
Etwa 1 Tasse (100 ml) Wasser, je nach
gewünschter Konsistenz
Junge Brennnesseln sind voll bepackt mit
Vitaminen, Mineralstoffen, Enzymen, Gerb- und
Bitterstoffen. Sie dürfen als die klassischen
„Blutreiniger" in keiner Frühjahrskur fehlen.

Eine amerikanische Studie
hat ergeben, dass Kinder
viel lieber Gemüse essen,
wenn man ihm lustige Na-
men gibt, beispielsweise
„Power-Brokkoli". Servie-
ren Sie Ihren Kleinen den
grünen Smoothie doch
einfach als „grüner Bom-
ber", den mit Karottengrün
als „Durchblicker-Mix".

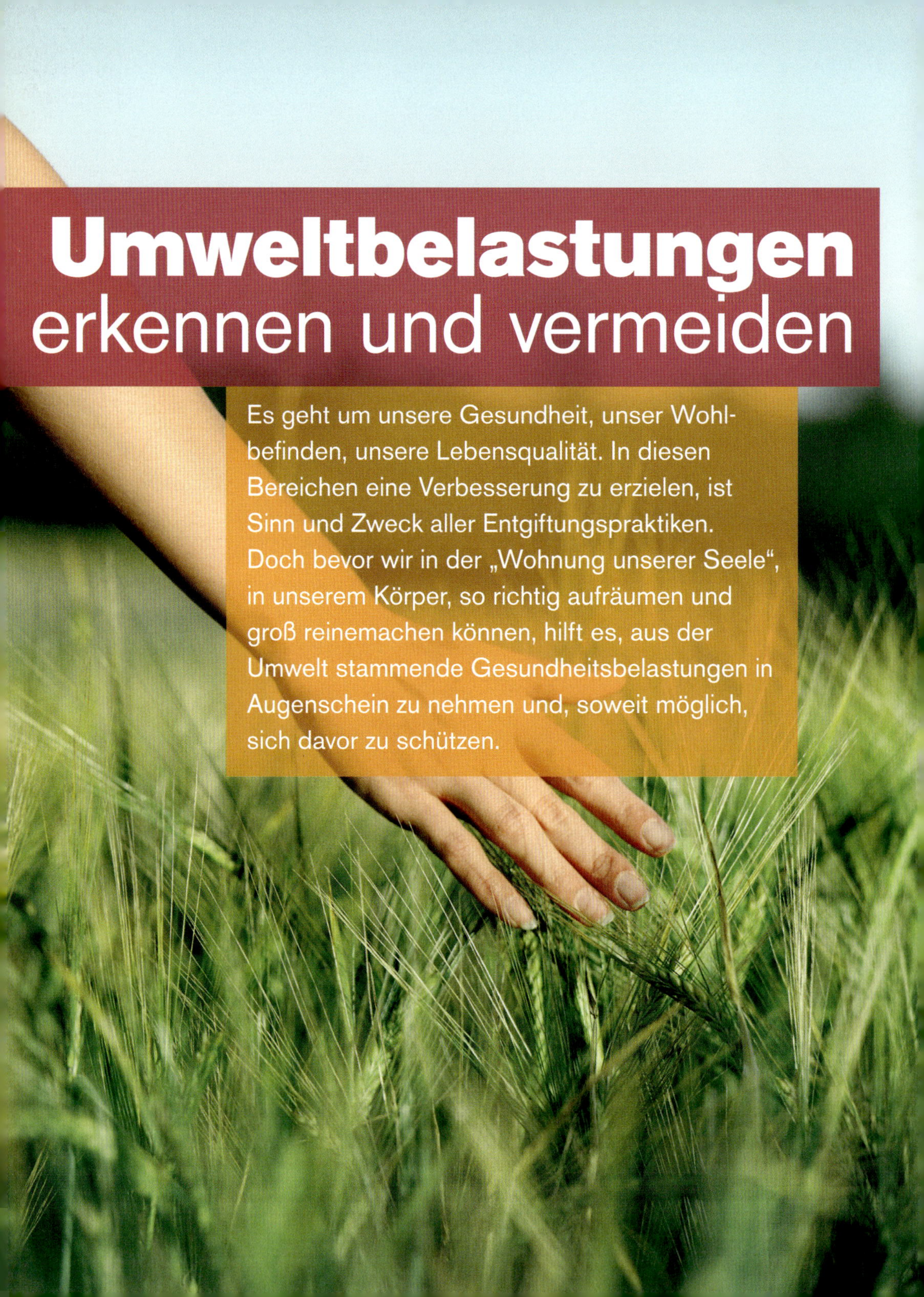

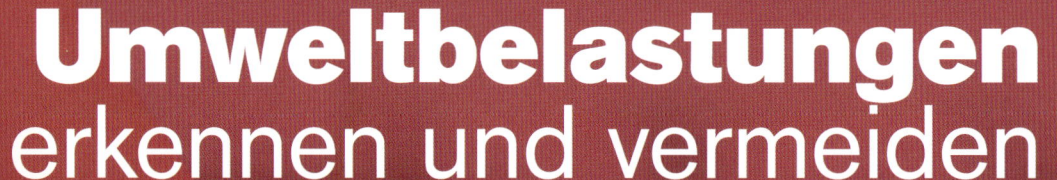

Umweltbelastungen
erkennen und vermeiden

Es geht um unsere Gesundheit, unser Wohl-
befinden, unsere Lebensqualität. In diesen
Bereichen eine Verbesserung zu erzielen, ist
Sinn und Zweck aller Entgiftungspraktiken.
Doch bevor wir in der „Wohnung unserer Seele",
in unserem Körper, so richtig aufräumen und
groß reinemachen können, hilft es, aus der
Umwelt stammende Gesundheitsbelastungen in
Augenschein zu nehmen und, soweit möglich,
sich davor zu schützen.

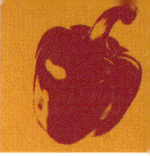

Ist Entgiftung wirklich nötig?

Manchmal ist das Argument zu hören, so schlimm könne die Gefahr, die von Umweltgiften ausgeht, doch gar nicht sein. Immerhin hat sich die allgemeine Lebenserwartung im vergangenen Jahrhundert mehr als verdoppelt, also gerade in der Zeit erstaunlich gesteigert, in der die Industrie, der Verkehr, die Landwirtschaft und viele andere Quellen ein Giftstoffaufkommen erzeugten, das die Menschheit bis dahin nicht gesehen hat. Dass wir trotz dieser toxischen Gefährdungen immer älter werden, hat folgenden Grund: Die gestiegene Lebenserwartung ist in erster Linie dem medizinischen und pharmakologischen Fortschritt und den allgemein besseren Existenzumständen zu verdanken. Damit können wir viele Belastungen überkompensieren. Dennoch wäre es weitaus besser, insgesamt weniger Schadstoffen ausgesetzt zu sein. Man denke nur daran, dass Zigtausende neuer Umweltchemikalien im letzten Jahrhundert in Umlauf gelangt sind, mit zum Teil so giftigen Kandidaten wie etwa Acrylnitril aus der Textilherstellung oder PCB (polychlorierte Biphenyle), die man in Dichtungsmassen für Fenster oder Badezimmer, in Leuchtstoffröhren, Druckerfarben, Klebstoffen oder in Kondensatoren einsetzte.

Obwohl die PCB in Deutschland wegen ihrer Gefährlichkeit im Jahr 1989 verboten wurden und weltweit 2001, sind sie immer noch in Hausstaub und Muttermilch nachweisbar, wie das Umweltbundesamt (UBA) im Jahr 2008 feststellte. Und man staune, früher sind die PCB so reichlich in die Umwelt gelangt, dass sogar die Seehunde und Seefische des Nordpolarmeeres bis heute diese giftigen Substanzen in ihren Fettpolstern gespeichert haben. Das Problem ist offensichtlich noch allgegenwärtig. So mussten im Sommer 2008 Bauern an der ostfriesischen Ems Rinder- und Schaflebern vom Markt nehmen, weil ihre Tiere auf PCB-verseuchten Weiden gegrast hatten.

Altersleiden vermeiden

Es bleibt also die Frage, zu welchem Preis wir ein immer höheres Alter erreichen. PCB werden, wie übrigens auch das gefürchtete Schädlingsbekämpfungsmittel DDT, als Nervengifte mit krebserregenden Eigenschaften eingestuft, die Immunsystem und Leber schädigen. Eine Studie zeigte

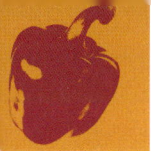

darüber hinaus, dass zu hohe PCB-Werte im Blut, in diesem Fall durch allzu häufigen Meeresfischkonsum verursacht, signifikant das Gedächtnis verschlechtern. Gerade die Alzheimererkrankung mit dem fortschreitenden Gedächtnisverlust steht wie andere nervenschädigende Leiden (Parkinson, multiple Sklerose) im Verdacht, von längerfristigen Giftstoffbelastungen mit verursacht zu sein.

Eine kanadische Studie wies für Personen, die über Jahre Leitungswasser mit einem zu hohen Aluminiumgehalt getrunken hatten, ein um 250 Prozent höheres Risiko aus, an Alzheimer zu erkranken. Derzeit leidet eine dreiviertel Million Menschen in Deutschland an Altersdemenz dieses Typs und schon bald, so schätzen Fachleute, werden es an die zwei Millionen sein. Denkt man zudem an die lange Liste der übrigen Beschwerden und Krankheiten, die auf das Konto kontinuierlicher Giftanreicherung im Organismus gehen können, von Kopfschmerzen über Allergien bis hin zu Tumorbildungen, wird deutlich: Gerade jetzt, da wir uns auf eine höhere Lebenserwartung einstellen dürfen als frühere Generationen, ist Gesundheit und Lebensqualität wichtiger denn je. Wer will schon ein langes Leben voller Leiden? Helfen Sie Ihrem Körper deshalb, fit zu bleiben, und vermeiden Sie, wenn möglich, die Aufnahme von Giftstoffen. Und entgiften Sie Ihren Organismus regelmäßig, damit Sie sich ein langes Leben lang wohler fühlen können. Viele Entgiftungstechniken helfen zum Beispiel bei Schwermetallen, die sich recht gut ausleiten lassen.

Anti-Aging statt Spätfolgen

Das Tückische an manchen Giftbelastungen ist gerade, dass ihr zerstörerisches Werk erst nach Jahrzehnten offensichtlich wird. Das muss beispielsweise ein Drittel aller Raucher im fortgeschrittenen Alter erfahren. Da erweist sich rechtzeitiges Gegensteuern im Nachhinein als wahrer Segen. Immerhin sind 70 (!) krebserregende Substanzen im blauen Dunst nachgewiesen worden. Viele davon verdanken ihre Schädlichkeit einem Umstand, der auch auf die allermeisten anderen Umweltgifte zutrifft. Sie erzeugen zu viele freie Radikale im menschlichen Organismus. Solche aggressiven Sauerstoffmoleküle sind eigentlich immer vorhanden, sie werden aber von körpereigenen Antioxidanzien sowie Vitaminen und Spurenelementen aus

Forscher entdeckten im Jahr 2008 in den Gebieten rund um den Südpol, dass im Fettgewebe der Adéliepinguine zunehmend DDT abgespeichert wird. Obwohl dieses hochwirksame Insektenvertilgungsmittel in den meisten Ländern wegen seiner gesundheitsschädlichen Wirkung schon seit vielen Jahren verboten ist, taucht es gerade jetzt in den entlegensten Regionen der Erde auf. Offensichtlich hängt dies mit der Klimaerwärmung zusammen. Schmelzende Eismassen setzen die vor langer Zeit eingeschlossenen Stoffe wieder frei.

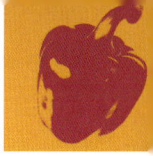

der Nahrung in Schach gehalten. Entstehen jedoch zu viele Radikale, gelingt dies nicht mehr. Dann greifen sie die Körperzellen an, beschädigen die fetthaltigen Zellmembranen und auch das Erbgut in den Zellkernen. So kommt es mehr und mehr zu Oxidationen in den Geweben. Sie werden „ranzig" und mit der Zeit anfällig für degenerative Erkrankungen. Speziell in den Blutgefäßen können die fettigen LDL-Cholesterinpartikelchen von den Radikalen oxidiert werden, was gefährliche Ablagerungen und mit den Jahren vollständige Verschlüsse erzeugen kann. Manche Wissenschaftler sind darüber hinaus davon überzeugt, dass zu viele dieser schädlichen Sauerstoffmoleküle die eigentliche Ursache des Alterns an sich sind. So gesehen ist Entgiften vielleicht eine der wichtigsten Anti-Aging-Maßnahmen. Denn damit kann die Gesamtmenge an Radikalen auf ein verträgliches Niveau gesenkt werden.

Schützen Grenzwerte?

Selbstverständlich haben unsere Behörden stets ein wachsames Auge darauf, nicht zu viel an schädlichen Substanzen auf uns einstürmen zu lassen. Für Lebensmittel und in vielen anderen Bereichen gibt es bekanntlich Grenzwerte, welche die zulässigen Höchstmengen der verschiedenen Schadstoffe regeln. Kleine beziehungsweise kleinste Mengen der schädlichen Stoffe können wir oftmals noch recht gut verkraften.

Viele Hunde sind des Hasen Tod

Problematisch ist aber, dass wir winzige Mengen nicht nur von einem Schadstoff aufnehmen, sondern von Dutzenden, wenn nicht Hunderten. Auch wenn jede Substanz für sich im Rahmen der offiziell gesteckten Grenzen bleibt, ist die Summe dann letztlich doch etwas ganz anderes und mitunter höchst bedenklich.

Das Bundesamt für Verbraucherschutz und Lebensmittelsicherheit (BVL) hat auf manchem Obst oder Gemüse bis zu 20 verschiedene Pestizide ausgemacht. Auch wenn, einzeln betrachtet, Grenzwerte berücksichtigt wurden, weiß bis heute niemand, wie die Substanzen in derartigen Kombinationen wirken. Die europäische Behörde für Lebensmittelsicherheit (EFSA) will dieser Frage im Rahmen eines zukünftigen Großprojektes nachgehen.

info

Zu viele freie Radikale entstehen im Organismus nicht nur durch Umweltgifte und das Rauchen, sondern werden auch durch übermäßiges Sonnenbaden, erhöhte Ozon- und Strahlenbelastung, Dauerstress, Erschöpfungszustände oder zu reichhaltiges Essen gebildet. Diese aggressiven Sauerstoffmoleküle sollten durch Verhaltensänderungen in ihrem Aufkommen so weit wie möglich begrenzt werden.

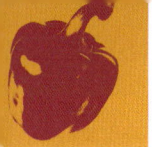

Frostschutz im Wein

Besonders für den Lebensmittelsektor gilt, dass sich die Hersteller nicht immer exakt an die Vorgaben halten. Manchmal, so muss man leider sagen, ist unser Obst, Gemüse, Wein, Öl oder Fleisch nahezu vergiftet. Man denke nur an Skandale um belastete Erdbeeren, Weintrauben oder Fruchtsäfte, hochgradig mit Pestiziden verseuchte Paprikaschoten, Weichmacher in Ölen, tonnenweise Gammelfleisch und Gammelkäse, Antibiotika in der Schweinezucht oder gar Frostschutzmittel (Glykol) oder Glycerin im Wein. Dankenswerterweise zeigen die behördlichen Kontrollen dann früher oder später die schwarzen Schafe auf – so weit es eben geht. Im Jahr 2007 veröffentlichte das Bundesamt für Verbraucherschutz und Lebensmittelsicher-

Pestizide in Gemüsepaprika (konventioneller Anbau)

Herkunftsland mit Probenzahl	Ohne Rückstände in Prozent	Mit Rückständen unter Grenzwert in Prozent	Mit Rückständen über Grenzwert in Prozent	Anzahl verschiedener Stoffe in Prozent
Deutschland 3	100	0	0	0
Spanien 82	6	46	48	53
Türkei 47	30	32	38	43
Niederlande 41	44	54	2	13
Israel 24	38	58	4	15
Italien 7	29	57	14	12
Griechenland 4	0	0	100	20
Sonstige 18	22	56	22	34
Gesamt 226	25	45	30	86

Aus dem Jahresbericht des Bayerischen Landesamtes für Gesundheit und Lebensmittelsicherheit (LGL) für 2005

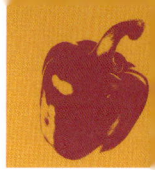

heit (BVL), dass Obst aus konventionellem Anbau regelmäßig Rückstände von Pflanzenschutzmitteln aufweist. 5 Prozent der Birnen, 12 Prozent der Nektarinen, 15 Prozent der Pfirsiche und die meisten Orangen und Mandarinen, diese allerdings hauptsächlich wegen der Schale, sind stärker belastet als erlaubt.

Schwierigkeit des Unterfangens

Es bedarf eines beachtlichen Aufwands, um alle Mikroterroristen ausfindig zu machen, die uns auf Lebensmitteln, in der Verkehrsluft oder zu Hause auflauern. Da stoßen die Kontrollbehörden naturgemäß rasch an finanzielle und technische Grenzen.

Im Jahr 2008 warnte die Umweltorganisation Greenpeace beispielsweise davor, dass viele chemische Mittel, die in der Landwirtschaft zum Einsatz kommen, von den Kontrollbehörden überhaupt nicht erfasst werden. Die Zahl der Substanzen, die unsere Gesundheit bedrohen könnte, ist mittlerweile unfassbar hoch. Über 8 000 giftige und nichtgiftige chemische Verbindungen sind bisher allein in Wohnräumen nachgewiesen worden und die Gesamtzahl aller künstlichen Stoffe, die in den letzten Jahrzehnten entwickelt wurden, dürfte die 100 000 überschritten haben. Die meisten davon sind auf ihre gesundheitliche Wirkung, insbesondere mit Blick auf eine Langzeitwirkung hin, noch längst nicht untersucht. Bei bestenfalls 10 Prozent ist zum Beispiel erfasst, ob sie über kurz oder lang Krebs erzeugen können.

Grenzen für fragwürdige Schutzchemikalien

Als problematisch stufte das Umweltbundesamt zum Beispiel schon seit Längerem, und auch noch im Jahr 2008, sogenannte bromierte Flammschutzmittel ein. Sie verhindern in Dämmstoffen, in den Kunststoffgehäusen von Elektrogeräten oder Textilien, dass diese Feuer fangen beziehungsweise hell entflammen können. Das dient dem Brandschutz. Leider haben sie auch bedenkliche Eigenschaften. Das häufig verwendete Flammschutzmittel Decabromdiphenylether (DecaBDE) baut sich in der Umwelt kaum ab und gelangt über die Nahrungskette oder als Abrieb im Hausstaub in den menschlichen Organismus – mit nervenschädigender Wirkung. Ein anderes gebräuchliches Flammschutzmittel namens Hexabromcyclododecan

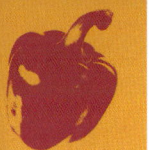

(HBCD) ist so giftig, dass es Kleinstlebewesen in Gewässern tötet. Beide Substanzen sind, wie schon die PCB, in beachtlicher Menge in Muttermilch, Fischen, Vogeleiern und auch Eisbären aus der Arktis nachgewiesen. Da sie sich in der Natur kaum zersetzen und dafür in Lebewesen anreichern, bezeichnen Fachleute sie mit den Vokabeln „persistent" und „bioakkumulierend". Und da sie „toxisch" sind, ergibt sich für alle diese Substanzen die Abkürzung PBT-Stoffe.

Weltweit werden alljährlich fast 250 000 Tonnen von bromierten PBT-Stoffen verarbeitet, und das, obwohl es für die meisten Zwecke harmlosere Mittel wie Magnesiumhydroxid gäbe. Hier hofft das Deutsche Umweltbundesamt auf deutliche Grenzen durch die neue Chemikalienverordnung der EU. Daran sieht man, dass es längst noch nicht für alle gebräuchlichen Substanzen, die uns gefährlich werden könnten, die entsprechenden Grenzwerte gibt.

Überschreitungen durch Importe

Die Globalisierung mit den weltweiten Handelsverflechtungen macht vor unseren Grenzwerten nur bedingt halt. So ist zum Beispiel der Grenzwert für das Insektizid Lambda-Cyhalothrin in Deutschland für Kern- und Steinobst halb so hoch wie in anderen Ländern. Die Substanz kann beim Menschen Leber und Nerven schädigen. Mit Sondergenehmigungen, sogenannten Allgemeinverfügungen, können Importeure jedoch die strengen deutschen Werte umgehen.

Dies gilt auch für das Anti-Milben-Mittel Hexythiazox. Hier kann das in Deutschland zulässige Höchstmaß von Obstimporteuren ganz legal um das Fünffache überschritten werden. Dieses Pestizid geht auf die Leber.

Ein Grenzwert für Uran im Trinkwasser

Aufmerksame Zeitungsleser wissen, dass kaum eine Woche vergeht, in der uns nicht ein neuer Giftstoffskandal serviert wird. Meistens sind in solchen Fällen irgendwelche Grenzwerte überschritten worden. Oft existieren aber auch gar keine, wie die erschreckenden Ergebnisse einer Studie von der Verbraucherorganisation Foodwatch vom August 2008 zeigten. In 150 Orten in Bayern, Baden-Württemberg und Sachsen-Anhalt entdeckte man

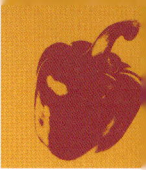

Uran 238 im Trinkwasser, vielerorts sogar mehr als 30 Mikrogramm pro Liter. Dabei ist in solchen Fällen die radioaktive Strahlung des Schwermetalls gar nicht das Bedrohlichste, sondern seine chemische Wirkung, die eine Nierenschädigung und Krebs verursachen kann. Das Umweltbundesamt hat schon seit Längerem Richtwerte für Uran im Trinkwasser erarbeitet, die aber nicht verbindlich waren.

Erst im September 2008 wurde, nach den alarmierenden Analysen, seitens der Verbraucherschutzminister von Bund und Ländern ein verbindlicher Grenzwert in Höhe von 10 Mikrogramm pro Liter Trinkwasser festgelegt. Auch wenn die Behörden nun endlich reagiert haben, heißt dies aber auch, dass eine weitere gefährliche Substanz in unsere Körperzellen und in unseren Alltag Einzug gefunden hat – wenn auch innerhalb amtlicher Grenzen.

Zweifelhafte Entscheidungen

Nicht selten sind staatliche Vorgaben mitunter schwer nachzuvollziehen. So hat beispielsweise die EU-Kommission den Grenzwert für das gesundheitsgefährdende Insektenvertilgungsmittel Methomyl, das beim Tomatenanbau zum Einsatz kommt, weit höher angesetzt, als die Weltgesundheitsorganisation dies für vertretbar hält. Als Verbraucher steht man solchen Entscheidungen natürlich ratlos gegenüber, da im Zweifelsfall doch immer auf niedrigere Belastungsgrenzen gesetzt werden sollte. Überhaupt sind heute mehr als die Hälfte aller Grenzwerte im Lebensmittelbereich höher als noch im Jahr 2000. So etwas wirft natürlich Fragen auf.

Zum Thema Feinstaub, der ja bei Weitem noch nicht in allen deutschen Städten ausreichend bekämpft wird und im Übrigen auch in Wohnräumen zu finden ist, sagte das Umweltbundesamt noch im Jahr 2008: „Gesundheitsbeeinträchtigungen sind – das zeigen Daten der Weltgesundheitsorganisation (WHO) – auch unterhalb der derzeit gültigen EU-Grenzwerte zu erwarten."

Im Jahr 2008 diskutierte die EU-Kommission auch, ob in Zukunft mit Chlorwasser desinfiziertes Hähnchenfleisch auf unsere Teller kommen darf. Diese bedenkliche Reinigungschemikalie, mit der bekanntlich Schwimmbäder sauber gehalten werden, ist in der amerikanischen Geflügelindustrie

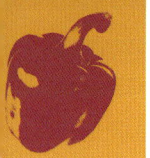

Marktforschungsinstitute rechnen mittlerweile fast ein Drittel von uns Verbraucherinnen und Verbrauchern zu sogenannten Lohas (Lifestyle of Health and Sustainability). Das sind Konsumenten, die beständig gesunde Bioerzeugnisse und Naturmaterialien bevorzugen, Verantwortung für die Umwelt tragen, aber auch auf Genuss und Lustgewinn setzen.

Da liegt was in der Luft

Luftschadstoffe sind nach Expertenmeinung gegenwärtig die größte Umweltbelastung. Aus Industrieschloten, Autoauspuffen und den Kaminen von Häusern strömen alljährlich Millionen von Tonnen an giftigen Substanzen wie Schwefeldioxid, Kohlenmonoxid, Stickoxiden und Feinstaub. Sie reizen die Atemwege, erzeugen Asthma und Allergien. Allein die Feinstäube sollen mehr als 10 000 Todesfälle in Deutschland pro Jahr verschulden. Ihre winzigen Partikel transportieren mit dem Blut giftiges Benzol in sämtliche Organe. Sie schädigen Herz und Lunge und dringen sogar bis ins Gehirn vor.

voll im Einsatz. Wegen gesundheitlicher Risiken durfte Chlor aber bislang bei uns nicht für Hähnchenteile verwendet werden. Es steht zu befürchten, dass sich das ändert. Das Beispiel zeigt einmal mehr, wie unterschiedlich die behördlichen Bewertungen im internationalen Vergleich beziehungsweise von Jahr zu Jahr ausfallen.

Genussgifte

Staatlich kontrollierte Grenzwerte für die verschiedenartigsten Giftstoffbelastungen sind eine Sache. Eine ganz andere Sache sind jedoch die Mengen an Genussgiften wie Alkohol, Nikotin oder Ähnliches, die sich jemand freiwillig antut. Dafür gibt es eigentlich nur einen einzigen Grenzwert, und der lautet: so wenig wie möglich.

Problemfall Giftmüll

Das Umweltbundesamt registriert immer größere Mengen giftigen Sondermülls, die nach Deutschland gelangen. Fast zweieinhalb Millionen Tonnen davon wurden allein im Jahr 2006 in die Bundesrepublik geschickt. Besonders Italien, Holland und Irland sind derzeit die Hauptlieferanten, aber auch einige außereuropäische Länder. Quecksilber, Blei, Säuren, Lösungsmittel oder Altöle kommen in Industrieschlämmen, verseuchtem Bauschutt,

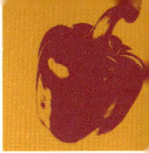

Gülle, Holzabfällen oder Stahlschrott in hiesige Müllanlagen. Ein Großteil davon wird weiterverarbeitet, der Rest in unterirdischen Stollen abgelagert. Solche Untertagedeponien sind zum Beispiel die ehemalige Kali-Grube in

Ein historischer Umweltskandal

Giftstoffbelastungen sind nicht unbedingt eine Erscheinung unserer Ära. Möglicherweise hat eine schleichende Umweltkatastrophe bereits beim Zerfall des Römischen Reichs eine Rolle gespielt. Historiker fanden heraus, dass bei den Untertanen Cäsars und der römischen Kaiser Bleivergiftungen praktisch an der Tagesordnung waren. Schuld daran sollen einfache Gegenstände des täglichen Bedarfs gewesen sein, etwa Teller, Kelche, Krüge, Bestecke oder Wasserleitungen, bei deren Herstellung neben Metallen wie Eisen, Kupfer oder Zinn auch reichlich Blei zum Einsatz kam. Die vornehmen Damen der römischen Gesellschaft benutzten außerdem hellen Bleipuder (Bleikarbonat), um ihre edle Blässe zu betonen und unschöne Pockennarben zu überdecken. Der Gesichtspuder war nichts anderes als ein sehr feiner Abrieb von Bleiplatten.

Wurden auch noch säurehaltige Flüssigkeiten wie Essig oder Fruchtsäfte länger in einem bleihaltigen Krug gelagert, löste sich durch die Kraft der Säure besonders viel Blei und der Inhalt des Gefäßes kam bald einer Art Giftbrühe gleich. Summa summarum nahmen die Bewohner des Mittelmeerreiches tagtäglich eine gehörige Ration des giftigen Schwermetalls zu sich. Die Folgen: Eine Bleivergiftung führt zu Erschöpfung, schädigt Nerven und Nieren, ruiniert Gedächtnis und Intelligenz, beeinträchtigt die Fortpflanzungsfähigkeit und kann in letzter Konsequenz auch tödlich enden. Die römische Bevölkerung wurde insgesamt kränker, schwächer und dekadenter und zeitgleich begann auch die Macht des Römischen Reichs zu schwinden.

Im Jahre 395 n. Chr. zerfiel es, nach über 1000-jähriger Geschichte, in zwei große Teile, Westrom und Ostrom, und eine Provinz nach der anderen verselbstständigte sich.

Die einfachen Bauernmädchen in den römischen Provinzen benutzten übrigens keinen Bleipuder. Die Bräune von der Feldarbeit ließ sich ohnehin nicht übertünchen. Und Pocken bekamen sie glücklicherweise auch nicht, weil sie sich bereits an den harmlosen Kuhpocken infiziert hatten und dadurch gegen die gefährlichen Pockenerreger immun waren. In diesem Fall hatte die einfache Lebensart auch ihr Gutes. Sie litten weniger unter Bleivergiftungen und sahen auch besser aus.

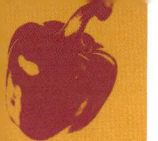

Herfa-Neurode in Hessen oder das frühere Salzbergwerk Sonderhausen in Thüringen. Man kann nur hoffen, dass es sich dabei nicht um tickende Zeitbomben handelt.

Auf der anderen Seite muss man froh sein, wenn brisanter Abfall überhaupt fachgerecht entsorgt wird. Allzu oft finden sich illegale Müllkippen, in denen extrem giftige Flüssigkeiten oder Materialien rücksichtslos entsorgt wurden und für lange Zeit das Erdreich und das Grundwasser verseuchen. Auch das illegale Verklappen solcher Substanzen auf See sorgt in Küstennähe immer wieder für dramatische Umweltprobleme.

Umweltmedizin im Kommen

Bei ernsten Alkohol- und Drogenvergiftungen oder wenn ein Kind aus Versehen ein starkes Desinfektionsmittel getrunken hat, muss sofort der Notarzt helfen. Akute Vergiftungen sind ein Wettlauf gegen die Zeit. Ganz anders sieht es mit den kontinuierlichen, über Jahre und Jahrzehnte währenden Belastungen aus, die von kleinen, aber stetigen Giftdosen ausgehen. Sie schleichen sich erst einmal unbemerkt in unseren Organismus und lagern sich dort in den verschiedensten Bereichen ab. Schwermetalle, Dioxine, Flamm- und Holzschutzmittel, PCB, Lindan und DDT wandern in die Fettzellen, die Gehirn, Nerven, Leber oder Nieren auskleiden. Sogar das Skelett und die Haare speichern viele dieser Substanzen.

Cadmium wiederum ist wasserlöslich und gelangt in die Bindegewebsflüssigkeit, über die Austauschprozesse zwischen Körperzellen und Blut abgewickelt werden. Und von den Millionen von Tonnen an Pestiziden, die von der Landwirtschaft alljährlich ausgebracht werden, landet ein Teil in unseren Keimdrüsen und dem Gehirn. Wie Hormone erteilen diese Stoffe von dort Befehle, die die gesamte Steuerung im Organismus durcheinanderwirbeln.

Anfangs mögen solche toxischen Dauerbelastungen vielleicht nur Schwindelgefühle, Lustlosigkeit oder kleinere Hautekzeme erzeugen. Mit der Zeit können sich aber ernste gesundheitliche Probleme einstellen wie MCS (Multiple Chemical Sensitivity – vielfache Chemikalienunverträglichkeit), neurodegenerative Krankheiten und anderes mehr. Zwei Drittel aller Krebserkrankungen sollen zum Beispiel auf Umweltschadstoffe zurückgehen.

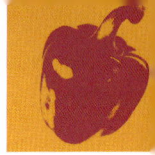

Viele Mediziner nehmen die Folgen von Umweltbelastungen zunehmend in Augenschein, und bereits jetzt gibt es eine Reihe von Ärzten, die sich ausschließlich der Umweltmedizin verschrieben hat. Sicherlich wird es davon in Zukunft mehr geben.

Bei der kassenärztlichen Vereinigung (KV) oder den Landesärztekammern (LÄK) sind jederzeit Adressen zu bekommen.

Krank durch Gifte

Nach Schätzungen der WHO könnten bei der Hälfte aller Erkrankungen Umweltgifte der Auslöser sein beziehungsweise dabei eine Rolle spielen. Das fordert nicht nur viele Ärzte heraus, sondern auch Apotheker. „Die Arbeitsgemeinschaft der Umweltapotheker" aus Erlangen bemüht sich beispielsweise seit 1995 darum, gefährliche Schadstoffquellen aufzuspüren. Mit überdimensionalen „Staubsaugern" machen ihre Mitglieder regelmäßig in

---

Rückgang der Dioxinbelastung

Im Jahr 1987 wies 1 Gramm Milchfett noch 2,2 Billionstel Gramm Dioxine auf. 2006 waren es nurmehr 0,4 Billionstel Gramm. Dieser Rückgang in der Belastung eines unserer Grundnahrungsmittel ist auf Umweltschutzmaßnahmen zurückzuführen. Denn früher wurden viel mehr Dioxine von der Industrie in die Umwelt entlassen als heute. Die krebserregenden, Leber- und Nervensystem schädigenden Substanzen entstehen unter anderem dann, wenn chlorhaltige Stoffe verbrannt werden. Chemisch gesehen gibt es über 200 verschiedene Dioxine. Außer in Milch finden sie sich auch in anderen fetthaltigen Lebensmitteln und schließlich in menschlichem Fettgewebe. Traurige Berühmtheit erlangte das hochgiftige Dioxin TCDD beim Chemieunfall von Seveso im Jahr 1976. Noch heute haben die Babys aus dieser Region Wachstums- und Entwicklungsstörungen, wenn ihre Mütter damals dem Gift ausgesetzt waren.

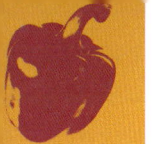

Wohn- oder Arbeitsräumen Luftverunreinigungen und Hausstaubbestand-
teile dingfest, die Kopfschmerzen, Übelkeit, Depressionen, Schlafstörungen,
Schleimhautreizungen, rheumatische Beschwerden oder Neurodermitis
auslösen können.

Besonders Formaldehyd aus Spanplatten, das Holzschutzmittel Pentachlorphenol (PCP), Weichmacher aus biegbaren Kunststoffen, das Insektenbe-
kämpfungsmittel Lindan, das Lösungsmittel Toluol, PCB und Schimmelsporen finden sich oft in ihren Messröhrchen. Man zählt diese Substanzen
zu den Wohnraumgiften. Das sind entweder „volatile organic compounds",
sogenannte VOCs, leicht flüchtige organische Verbindungen wie Formaldehyd oder Terpene, die in der Raumluft nachweisbar sind. Oder „semivola-
tile organic compounds", SVOCs, die schwerer flüchtigen organischen Verbindungen wie PCP, PCB oder Lindan, die sich im Hausstaub ansammeln.

Gefährliches Quecksilber

Häufige Symptome wie Antriebsschwäche, Bauchschmerzen, allergische
Erscheinungen, leichtes Zittern oder Ameisenkribbeln in den Gliedmaßen
können viele Ursachen haben. Möglicherweise handelt es sich aber auch um
eine chronische Quecksilberbelastung, wie sie beispielsweise von schlechten
Amalgamfüllungen in den Zähnen, von Cremes zur Hautaufhellung oder
von zu viel Seefisch ausgehen kann.

Cadmiumschäden

Vergleichbares gilt bei Schnupfen, Heiserkeit und Kopfschmerzen bis hin
zu Osteoporose und bei hormonell induzierten Erkrankungen. Hier kann
die Ursache in einer chronischen Belastung mit dem giftigen Schwermetall
Cadmium liegen. Diese Substanz kommt in Zigarettenrauch, der Abluft
von Müllverbrennungsanlagen, aber auch auf Obst und Gemüse vor, das
regelmäßig Spritzmitteln ausgesetzt war.

Tierversuche mit Ratten ergaben ein verstärktes Wachstum der Gebär-
mutter und der Brustdrüsen infolge von Cadmiumbelastungen, die in der
Menge von der WHO, der Weltgesundheitsorganisation, noch als harmlos
eingestuft wurden.

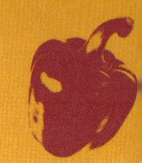

Pyrethroide gehen auf die Nerven

In den letzten Jahrzehnten hat sich die Herstellung von Pestiziden für die Landwirtschaft um das Fünfzigfache erhöht. Über 800 Wirkstoffe sind mittlerweile in Umlauf, die unerwünschte Pilze, Insekten oder Unkräuter vernichten sollen. An die 250 Pestizide sind in Deutschland derzeit erlaubt. Der Rest ist bei uns illegal oder nur im Ausland in Gebrauch. Allerdings findet damit behandelte Ware nicht selten über eine Sonderimportgenehmigung den Weg auf unsere Märkte. Weltweit verbreitet sind zum Beispiel die Pyrethroide. Das sind Nervengifte, die eine lange Liste an Beschwerden erzeugen können: Kopfschmerzen, Zittern, Kraftlosigkeit, Depressionen, Intelligenzverlust, Polyneuropathien, Hautschäden, Übelkeit, Durchfälle, Hustenreiz, Atemnot.

Belastungen durch PCP

Wie das Umweltbundesamt im Jahr 2008 veröffentlichte, wurde bei der letzten Erhebung in 83 Prozent aller Hausstaubproben Pentachlorphenol (PCP) nachgewiesen. Obwohl seit 1989 in Deutschland verboten, kommt das giftige Holzschutzmittel über importierte Möbel immer noch in unsere Wohnzimmer. Es ist krebserregend und kann eine Reihe unklarer Beschwerden wie Schmerzzustände oder psychische Beeinträchtigungen hervorrufen.

Allergische Probleme

Überreaktionen des Immunsystems gegenüber bestimmten Substanzen nennt man Allergien. Bei Betroffenen treten dann Schleimhautschwellungen, Ekzeme, Juckreiz, Verdauungsstörungen oder Atembeschwerden unterschiedlicher Stärke auf. Bei einigen Allergien wie zum Beispiel gegenüber Insektengiften kann es auch zu einem lebensbedrohlichen anaphylaktischen Schock kommen, der sofortige Notfallmaßnahmen erfordert.

Es gibt mannigfaltige allergieauslösende Substanzen, seien es die Ausscheidungen der Hausstaubmilben, Gräserpollen, Nickel etc. Auch gegenüber Umweltgiften und zahlreichen Arten von chemischen Bestandteilen kann man eine Allergie entwickeln. Vermeidet man den Kontakt mit dem speziellen Stoff, mit dem sogenannten Allergen, dann treten auch keine

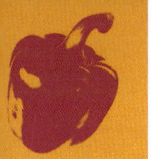

bedenklichen Reaktionen auf. Es ist allerdings nicht leicht herauszufinden, um welche Substanz es sich dabei handelt. Außerdem ist nicht jede allergische Reaktion eine echte Allergie, bei der der Organismus reichlich IgE-Antikörper produziert. Oft handelt es sich „nur" um Unverträglichkeiten, Pseudo-Allergien oder Intoleranzen wie die bekannte Laktoseintoleranz gegenüber Milchprodukten. Vom Arzt durchgeführte Allergietests können da Klarheit schaffen.

Die vielfältige und chronische Belastung mit Umweltgiften, die wir heutzutage erleben, hat aber nicht nur direkte Allergien zur Folge. Die ständige Überreizung des Immunsystems durch Schadstoffe macht ganz allgemein anfälliger für allergische Reaktionen jeglicher Art.

Die häufigsten Verursacher einer MCS*

Pyrethroid
Pentachlorphenol (PCP)
Formaldehyd
Polychlorierte Biphenyle (PCB)
Lindan
Lösungsmittel
Schwermetalle

Mögliche Symptome einer MCS*

Müdigkeit
Abgeschlagenheit
Verwirrtheit
Depressionen
Rheumatische Schmerzen
Infektanfälligkeit
Kopfschmerzen
Hauterkrankungen

*vielfache Chemikalien-Unverträglichkeit

Die Diagnose

Die Frage, ob eine Gesundheitsstörung auf eine chronische Giftstoffbelastung zurückgeht oder andere Ursachen hat, lässt sich leider in vielen Fällen nicht ohne Weiteres beantworten. Manchmal müssen Umweltmediziner beinahe wie Detektive vorgehen. Genaue Befragungen und zahlreiche Labordaten sind dabei wichtige Hilfsmittel.

In Umweltkliniken wird unter anderem versucht, durch einige Fastentage in möglichst reiner Umgebung erst einmal alle Gifteinflüsse auszuschalten. Anschließend kann die stufenweise Heranführung an normale Lebensumstände und an das gewohnte Essen zeigen, ab wann beziehungsweise wodurch die Beschwerden ausgelöst werden.

Die Befragung

Besteht für einen Arzt der Verdacht, die Nöte seines Patienten könnten mit Umweltbelastungen in Zusammenhang stehen, wird er sich genauer nach möglichen Schadstoffquellen erkundigen.

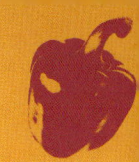

Schlüsselfragen hierbei sind

→ Kommen Wohnraumgifte vor? (Neubau, Renovierungen, Neuanschaffungen, Schimmelbefall, Lacke, Holzschutz, Dichtungsmassen, PVC-Böden, alte Wasserleitungen, Schädlingsbekämpfungsmittel)

→ Wie sieht die Umgebung der Wohnung aus? (Müllverbrennungsanlage, Sondermülldeponie, Smog, Chemiefabrik, landwirtschaftliche Nutzung)

→ Wie steht es am Arbeitsplatz? (Lösungsmittel, Lacke, Chemiefarben, Kunststoffe, Batterien, Reinigungs- und Desinfektionsmittel etc.)

→ Besteht der Verdacht auf belastete Lebensmittel? (Einseitige Kost, Ernährungsumstellungen, fragwürdige Bezugsquellen, Hygiene)

Das Blutbild

Aufschlussreich für den Arzt sind immer bestimmte Blutwerte, die darauf hinweisen können, ob eine erhöhte Giftstoffbelastung gegeben ist.

Hierzu zählen

→ zu hohe Leberwerte (GGT, GPT),

→ zu viel Bilirubin (Hauptfarbstoff der Gallenflüssigkeit),

→ zu wenig rote und weiße Blutkörperchen (Erythrozyten, Leukozyten),

→ Ergebnisse einer speziellen Erythrozytenanalyse,

→ zu viele Immunglobulin-E-Antikörper (für die Immunreaktion wichtiger Eiweißkörper im menschlichen Blut).

Allerdings gilt für die Blutwerte oft, dass sie nur kurz nach dem Belastungsfall auffällig sind oder etwa bei dauerhaft hohen Belastungsdosen. Hinzu kommt, dass zum Beispiel Lösungsmittel, Weichmacher oder Dioxine im Blut kaum Spuren hinterlassen.

Urinproben

Wird Urin auf Giftstoffvorkommen hin untersucht, führt man in der Regel einen Mobilitätstest durch. Dabei bekommt der Patient ein Medikament, einen sogenannten Chelatbildner, der metallische Giftstoffe aus den Körperdepots löst, bindet und zur Ausscheidung mit dem Urin bringt. Im Labor

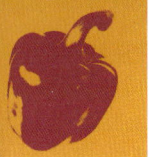

kann dann genau festgestellt werden, ob bedenkliche Werte vorliegen. Da diese Mittel auch lebensnotwendige metallische Spurenelemente wie Zink oder Kupfer ausschwemmen, wird zeitgleich mit entsprechenden Nahrungsergänzungsmitteln gegengesteuert. Auch mit Alpha-Liponsäure oder Glutathion-Präparaten wird versucht, Schwermetalle zu diagnostizieren. Es handelt sich dabei um natürlicherweise im Körper vorkommende Entgiftungssubstanzen.

Es gibt auch spezielle Urintests, sogenannte Detox-Tests, die genau Auskunft über die Funktionstüchtigkeit der Leber liefern. Eine gestörte Lebertätigkeit deutet oft auf eine erhöhte Giftstoffbilanz hin. Überhaupt liefern Urinanalysen viele indirekte Hinweise auf unerwünschte Substanzen im Organismus.

Im Urin finden sich Stoffwechselendprodukte, die von Störungen im Enzymhaushalt oder von einem erhöhten Vitamin- und Mineralstoffbedarf herrühren. So kann beispielsweise ein Mangel an Vitamin B_{12} ermittelt werden, der von zu hohen Schwermetallmengen ausgelöst wurde. Das Interessante daran ist, dass sich der Vitamin-B_{12}-Mangel in diesem Fall lediglich auf zellulärer Ebene eingestellt hat und keine Veränderungen der Werte im Blutbild zu erkennen sind. So gesehen sind Urinanalysen unverzichtbar.

Haar- und Nagelanalysen

Sämtliche metallischen Substanzen, ob giftig oder nicht, lagern sich auch in den menschlichen Haaren ab. Mittels Haaranalysen können Aluminium, Blei, Cadmium und alle anderen metallischen Toxine aufgespürt werden. Dies gilt auch für andere Gifte, etwa Nikotin oder Drogen. Fastenzeiten können ebenfalls anhand von Haaranalysen festgestellt werden, denn in den Tagen der Enthaltsamkeit werden wesentlich weniger Giftstoffe als normalerweise aufgenommen.

WWW

Weiter gehende Informationen zur Umweltmedizin unter www.umwelt-medizin-gesellschaft.de

Nikotin, so weiß man im Übrigen seit dem Jahr 2008, lässt sich am besten anhand der Analyse der Fußnägel ermitteln. Da sie nur langsam wachsen, zeigen sie deutlich die Langzeitbelastungen, auch in Form des Passivrauchens. Diese Methode wird wohl bald auch auf andere unerwünschte Speichersubstanzen angewendet werden.

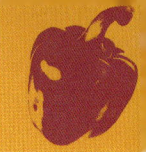

Wie es wirklich um uns steht

Seit 20 Jahren sammelt das Deutsche Umweltbundesamt (UBA) Fakten über die Schadstoffbelastung der deutschen Bevölkerung. Tausende von Haushalten mit Kindern wurden in diesem Zeitraum unter die Lupe genommen – angefangen von Staubproben und Luftanalysen der Wohnräume bis hin zu Blut- und Urinproben. Wie wichtig diese Arbeit ist, zeigten einige neuere Ergebnisse im Vergleich zu früheren Erhebungen. So konnte die Quecksilberbelastung in der Bevölkerung etwas gesenkt werden, weil das UBA vor zehn Jahren aufgrund seiner Messungen empfahl, quecksilberhaltige Amalgamfüllungen bei der Behandlung kariöser Zähne sparsamer einzusetzen. Auch die Mengen an giftigem Blei sind leicht rückläufig, da der Rat des UBA, alte bleihaltige Wasserrohre auszumustern, von den Wasserämtern und vielen Altbaubesitzern beherzigt wurde. Dafür stiegen die Belastung mit Schimmelsporen in den Wohnräumen und auch der Gehalt an sogenannten Weichmachern, an hormonell wirksamen Phthalaten, deutlich an. Die Abbauprodukte der Weichmacher finden sich verstärkt im Urin von Kindern.

Besonders problematisch ist nach wie vor, dass Muttermilch, die wegen ihres hohen Fettgehalts als guter Giftstoffspeicher gilt, bedenklich belastet ist. Eine genaue Analyse des World Wide Fund for Nature (WWF) wies 350 Schadstoffe darin nach wie Dioxine, Parfümstoffe, PCB oder Reinigungssubstanzen. Werdende Mütter sollten folglich vor und während der Stillzeit ganz dezidiert auf eine möglichst reine Umgebung achten, nur biologische Lebensmittel verzehren und auf einen hohen Vitalstoffgehalt in der Nahrung Wert legen.

Aus amtlichen Umwelt-Erhebungen von 1985 bis 2008

Aus den vielfältigen Veröffentlichungen des Deutschen Umweltbundesamtes soll hier beispielhaft aufgezeigt werden, wie es um unsere innere Giftstoffbilanz bestellt ist. Im Rahmen eines sogenannten Human-Biomonitoring wurden menschliche Körperflüssigkeiten und Gewebe auf ihren Schadstoffgehalt hin untersucht.

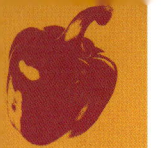

Wichtige Hinweise liefert auch die Analyse von Trinkwasser, Hausstaub und Innenraumluft der Wohnung. Bei der Stichprobe 1990/92 wurden zum Beispiel 4021 Erwachsene zwischen 25 und 69 Jahren und 736 Kinder zwischen 6 und 14 Jahren aus 150 verschiedenen Orten in Deutschland untersucht. Weitere Stichproben waren in Umfang und Auswahl in etwa vergleichbar.

Human-Biomonitoring – Schadstoffe, die in uns stecken

Blutbild	Blei, Cadmium, DDE (Dichlordiphenyldichlorethylen), Hexachlorbenzol (HCB), Hexachlorcyclohexan, Kupfer, Quecksilber, freie Erythrozytäre, polychlorierte Biphenyle (PCB), Protoporphyrine
Urinprobe	Arsen, Cadmium, Chrom, Kupfer, Quecksilber, Nikotin, Cotinin, Creatinin, Pentachlorphenol (PCP), Polyzyklische aromatische Kohlenwasserstoffe (PAK)
Haaranalyse	Arsen, Cadmium, Chrom, Kupfer, Quecksilber, Nikotin, Cotinin, Creatinin, Pentachlorphenol (PCP), Polyzyklische aromatische Kohlenwasserstoffe (PAK)

Haushalt / Wohnraumbelastungen

Trinkwasser	Blei, Cadmium, Calcium, Eisen, Kupfer, Magnesium, Natrium, Zink
Hausstaub	Arsen, Blei, Bor, Cadmium, Calcium, Chrom, Eisen, Kalium, Kupfer, Magnesium, Mangan, Natrium, PCB, Phosphor, Phthalate, Strontium, Zink, Lindan, PCP, Pyrethroide, PBO
Innenraumluft	Formaldehyd, VOCs

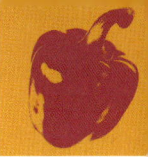

Reduzieren Sie
die Giftstoffaufnahme

Den Organismus alljährlich durch Fasten zu reinigen beziehungsweise mit einer Reihe von Maßnahmen wie Saunabaden oder geeigneter Kost von Giftstoffen zu befreien, ist heutzutage wohl unerlässlich. Genauso wichtig aber scheint zu sein, insgesamt weniger Umweltschadstoffe aufzunehmen. Das ist zwar nur bedingt möglich, doch wenn das Bewusstsein für diese Problematik einmal geschärft ist, kann so einiges bewirkt werden.

Hohe Schadstoffkonzentration

Von allen überprüften Lebensmitteln sind bislang in Räucheraal und Paprikapulver die höchsten Konzentrationen an Schadstoffen aufgespürt worden, wie das Bundesinstitut für gesundheitlichen Verbraucherschutz vor einigen Jahren bekannt machte. Räucheraalproben enthielten das Insektizid DDT und polychlorierte Biphenyle in größeren Mengen. Paprikapulver war voller Schwermetalle, wobei einige Stichproben aus der Türkei sogar ein krebserzeugendes Pilzgift, das Aflatoxin, enthielten.

Kunststoffe mit Weichmachern ersetzen

Durch Zugabe von Weichmachern werden harte Kunststoffe biegsam, dehnbar, eben weich gemacht. In PVC-Böden, Elektrokabeln, Fensterdichtungen, Badewanneneinlagen, Duschvorhängen, Duschschläuchen und Ähnlichem findet sich zum Beispiel DEHP (Di[2-ethylhexyl]phthalat). Eine eigens von der EU eingesetzte DEHP-Arbeitsgruppe bewertete diesen Stoff als fruchtbarkeitsschädigend und brachte die Industrie dazu, seinen Einsatz um 20 Prozent zu verringern. Für Kinderspielzeug wurde dieser Weichmacher ganz verboten.

Den Verbraucherinnen und Verbrauchern empfahl das Umweltbundesamt im Jahr 2007, am besten auf Kunststoffe zu verzichten, die DEHP oder andere Weichmacher enthalten, und stattdessen Produkte aus Polyethylen (PE) zu wählen. Für Kleinkinder gedachtes Spielzeug aus Plastik, das älter als fünf Jahre ist, am besten wegwerfen.

Das Umweltbundesamt warnt davor, dass auch viele Lebensmittelverpackungen aus Kunststoff bedenklich hohe Konzentrationen an schädlichen Weichmachern enthalten.

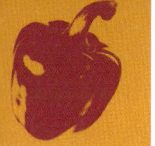

Weniger Gifte im Essen

Bevorzugen Sie Lebensmittel aus biologischem Anbau und kontrolliert ökologischer Tierhaltung (Bioprodukte). Das erspart Pestizide, Wachstumschemikalien, Frischhaltemittel, Antibiotika und Hormone. Achten Sie gezielt auf günstige saisonale Angebote, um die höheren Preise gegenüber konventionellen Produkten auszugleichen.

Kaufen Sie keine offenen Lebensmittel an viel befahrenen Straßen oder Tankstellen. Sie sind mit zahlreichen Luftschadstoffen belastet.

Selbst gesammelte Pilze können Blei, Cadmium oder Quecksilber enthalten und stark radioaktiv verseucht sein (besonders Maronenröhrlinge). Letzteres gilt auch für Waldbeeren. Kulturware ist sicherer.

tipp

Löschen Sie Ihren Durst nicht aus Trinkwasserspendern in Apotheken, Praxen oder Kaufhäusern. Untersuchungen zeigten eine hohe Belastung mit Keimen.

Waschen Sie Obst und Gemüse gründlich. Obst möglichst noch mit einem Tuch trocken reiben.

Weichmacher wie Phthalate können aus Plastiktüten und ähnlichen biegsamen Verpackungen ausdünsten. Bewahren Sie keine fetthaltigen Lebensmittel darin auf, und wenn doch, dann nur im Kühlschrank und möglichst kurz. Kein heißes Essen in Plastikbeutel oder Kunststoffboxen füllen.

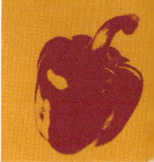

Verzehren Sie nur **wenig Innereien** wie Leber oder Nieren, die reichlich Schwermetalle aufweisen können.

Essen Sie nur zwei bis drei Mal im Monat langlebige **Meeresfische** wie Thunfisch, Hai oder Schwertfisch. Sie speichern mehr Umweltgifte wie Quecksilber als zum Beispiel Heringe, Doraden oder Süßwasserfische. Allerdings sind auch Fische aus Flüssen mit Industrieabwässern zu meiden, ebenso Zuchtlachse wegen zu vieler Antibiotika.

Besonders **Wurzelgemüse, Spinat, Blattsalat oder Rettiche** enthalten Nitrate. Am besten mit etwas Vitamin-C-reichem Zitronensaft, durch Zugabe von Peperoni (P-Cumarin) oder Tomaten (Chlorogen) die Nitrate an der Umwandlung in gefährliche Nitrosamine hindern.

Bei **Kohl** und **Salat** Strünke und Mittelrippen entfernen. Dort stecken am ehesten Umweltschadstoffe. Treibhausprodukte sind generell mehr mit Nitraten belastet als Lebensmittel aus dem Freilandanbau.

Die weißen Strünke von **Tomaten** herauslösen.
Darin sind schädliche Alkaloide.

tipp

Gesunde Kosmetik: Benutzen Sie so weit wie möglich ökologische Pflege- und Toilettenartikel mit dem Naturkosmetiksiegel BDIH. Ansonsten könnten zum Beispiel Anti-perspirant Deodorants Aluminium enthalten und bedenkliche Schleimhautaustrocknungen erzeugen. Künstliche Duftstoffe wie Citral, Farnesol oder Linalool (Etikett!) können Allergien auslösen.

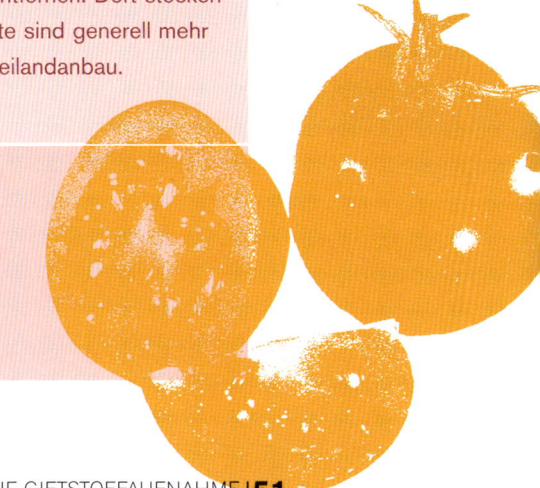

REDUZIEREN SIE DIE GIFTSTOFFAUFNAHME **51**

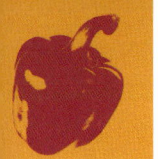

In Großstädten unterscheiden sich die Belastungen mit Luftschadstoffen von Straße zu Straße ganz erheblich. Suchen Sie sich die besten Wege, wenn Sie zu Fuß oder mit dem Fahrrad unterwegs sind. Denken Sie beim Autofahren an die Möglichkeit, auf Innenluftzirkulation zu schalten.

Schälen Sie Ihre Kartoffeln. Eine Untersuchung, welche die ARD im Jahr 2008 in Auftrag gab, zeigte, dass bei der Hälfte aller braunen Knollen die Schalen gesundheitsschädliche Giftstoffmengen aufwiesen.

Wenn Lebensmittel verschimmelte Stellen aufweisen, hilft Ausschneiden nicht mehr. Dann muss der ganze Apfel oder das ganze Brot weggeworfen werden.

Verzichten Sie weitgehend auf Fertiggerichte mit langen Zutatenlisten an Farbstoffen, E-Nummern, Antioxidantien etc.

Essen Sie nur selten Geräuchertes wegen krebserregendem Benzpyren.

Dunkelbraun Gegrilltes, Gebackenes oder Frittiertes wegen Krebs auslösendem Acrylamid so selten wie möglich verzehren. Bei dessen Abbau in der Leber wird es in das weit gefährlichere Glycidamid umgewandelt; schon winzige Mengen genügen, um das Erbgut menschlicher Zellen zu schädigen.

Wenn es einmal Pommes frites sein sollen, legen Sie die rohen Kartoffelstäbchen vor dem Frittieren eine halbe Stunde, besser zwei Stunden, ins Wasser. Das verringert den Acrylamidgehalt um bis zu 50 Prozent.

Verwenden Sie kein altes Frittieröl wegen darin enthaltener Transfettsäuren.

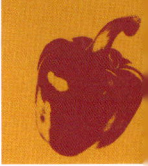

Geschirr aus der Spülmaschine vor Gebrauch kurz unter laufendes Wasser halten, um Reste von Spülmitteln zu entfernen.

Keramikgeschirr, Bleikristallgläser oder Zinnteller, vor allem aus ausländischer Billigproduktion, können Blei absondern.

Wenn ein **Wasserhahn** längere Zeit nicht aufgedreht wurde, immer erst ein, zwei Liter ungenutzt ablaufen lassen. Darin können sich Schadstoffe aus den Rohren und Dichtungen angesammelt haben.

Wenn Sie einen neuen **Kühlschrank** gekauft haben, lassen Sie ihn ein paar Tage an einem gut gelüfteten Platz weit geöffnet stehen, bevor Sie ihn in Betrieb nehmen.

Babyfläschchen aus Polycarbonat (PC) enthalten Bisphenol A (BPA), das hormonelle Wirkung (Prostata-, Brustdrüsen-, Gebärmutterveränderungen) erzeugt, wie Tierversuche zeigten. Studien zufolge leiden Menschen mit hohen BPA-Werten im Urin zu 60 Prozent häufiger an Erkrankungen der Herzkranzgefäße. Babyfläschchen daher nicht in der Mikrowelle erhitzen, zerkratzte Exemplare aussortieren oder gleich auf Glas umsteigen.

Wenn Sie im Internet **Nahrungsergänzungsmittel** der ayurvedischen oder traditionell chinesischen Medizin erstehen – vor allem Heilkräutermischungen, denen zermahlene Mineralien (Glimmer, Edelsteine, Perlen) zugesetzt sind – achten Sie auf Zertifikate und Laborergebnisse über die Belastung mit Schwermetallen, Pestiziden, Schimmelpilzen und Bakterien. Wenn keine vorliegen, Finger weg!

WWW

Weitergehende Informationen zu Lebensmittelbelastungen unter <u>www.oekotest.de</u>

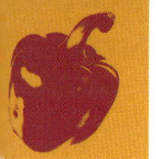

Weniger Wohnraumgifte

Wenn Sie selbst bauen oder eine Neubauwohnung erwerben, sind 5 Prozent mehr Anschaffungskosten für eine **biologische Bauweise** beziehungsweise Biomaterialien eine hervorragende Zukunftsinvestition.

Bei Altbauten ist unbedingt zu prüfen, ob die **Trinkwasserrohre** noch Blei enthalten. Wenn ja, hilft nur austauschen oder Mineralwasser verwenden.

Bei **Schimmelbefall** häufig lüften und Schränke nicht direkt an die Wand rücken. Bei feuchten Wänden muss ein Fachmann helfen.

Ersetzen Sie synthetische **Pestizide** wie Insektensprays oder Flohpulver durch biologische Alternativen wie Pfefferminzspray.

Verwenden Sie so weit wie möglich umweltverträgliche **Reinigungsmittel.** Essig zum Beispiel ist vollständig abbaubar.

Bei Anschaffungen beachten: **Pressspanmöbel** und **furnierte Teile** können giftiges Formaldehyd oder Terpene ausdünsten. Bruchoder offene Schnittstellen sollten mit einer Folie abgeklebt werden. Vollholzmöbel sind weniger stark belastet.

Achten Sie bei **Farben und Lacken** auf den blauen Umweltengel.

Größere **Kunststoffsachen** wie Sofabezüge, Küchentischdecken oder auch Bodenbeläge, die stark nach Plastik riechen und biegsam sind, nach der Anschaffung besonders intensiv belüften. Sie enthalten meist bedenkliche Weichmacher.

Hängen Sie **Kleidung,** die frisch aus der chemischen Reinigung kommt, erst einmal zum Lüften ins Freie.

tipp
Gegen Elektrosmog hilft nur: Stecker ziehen! Besorgen Sie sich Mehrfachsteckdosen, wo sie abends im Schlafzimmer mit einem Stecker viele Leitungen auf einmal abschalten.

www
Weitere Informationen zu Wohnraumgiften oder Sachverständigen über kommunale Umwelt- oder Gesundheitsämter oder unter www.peridomus.de

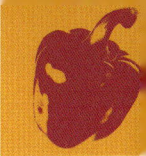

Neue Kleidung kann Imprägnier- und Flammschutzmittel sowie ungesunde Farbstoffe enthalten. Erst einmal so warm wie möglich waschen. Am besten nur Produkte mit „Öko-Tex-Standard" kaufen.

Fühlen Sie sich in Ihrer **Wohnung** schlechter als außerhalb, empfiehlt sich ein Formaldehyd-, Schimmel- oder Hausstaubtest, den es im Fachhandel zu kaufen gibt. Im Zweifelsfall brauchen Sie Hilfe vom Experten.

Keine Panik!

Wer sich mit Umweltgiften, Lebensmittelbelastungen und anderen toxischen Stoffen befasst, sieht sich mitunter einem übermächtigen Heer gegenüber, vor dem es kein Entrinnen gibt. Bei zartbesaiteten Seelen kann dies unter Umständen eine Art Panikreaktion auslösen, eine Angst, regelrecht von allen Seiten vergiftet zu werden. Da wird dann vor jedem Teppich zurückgeschreckt, weil er zu viel giftiges Imprägniermittel enthalten könnte, und Trinkwasser nur noch gefiltert konsumiert, obwohl die Analysen der Stadtwerke einwandfrei ausfallen.

Wir Lebewesen sind sehr anpassungsfähig und Schäden können vom Wundersystem Körper oft auch wieder repariert werden. In einem kanadischen See hat man beispielsweise Karpfen entdeckt, die sich so an den dortigen zu hohen Schadstoffgehalt des Wassers angepasst hatten, dass sie in reinem Wasser gar nicht mehr richtig leben konnten. Auch wir Menschen kommen sicherlich immer besser mit den veränderten Umweltbedingungen zurecht und unsere Entgiftungssysteme werden mehr und mehr trainiert werden. Ansonsten sollte man die Schadstofflage möglichst realistisch einschätzen, gelegentlich einen Detox-Tag einlegen und, wenn möglich, einmal jährlich eine Entgiftungswoche absolvieren. Alles Weitere, das muss man auch erkennen, ist nicht zuletzt das Ergebnis politischer Entscheidungen, an denen wir immer auch mit beteiligt sind.

Bei aller Notwendigkeit, möglichst wenige Schadstoffe aufzunehmen, darf man sich nicht verrückt machen.

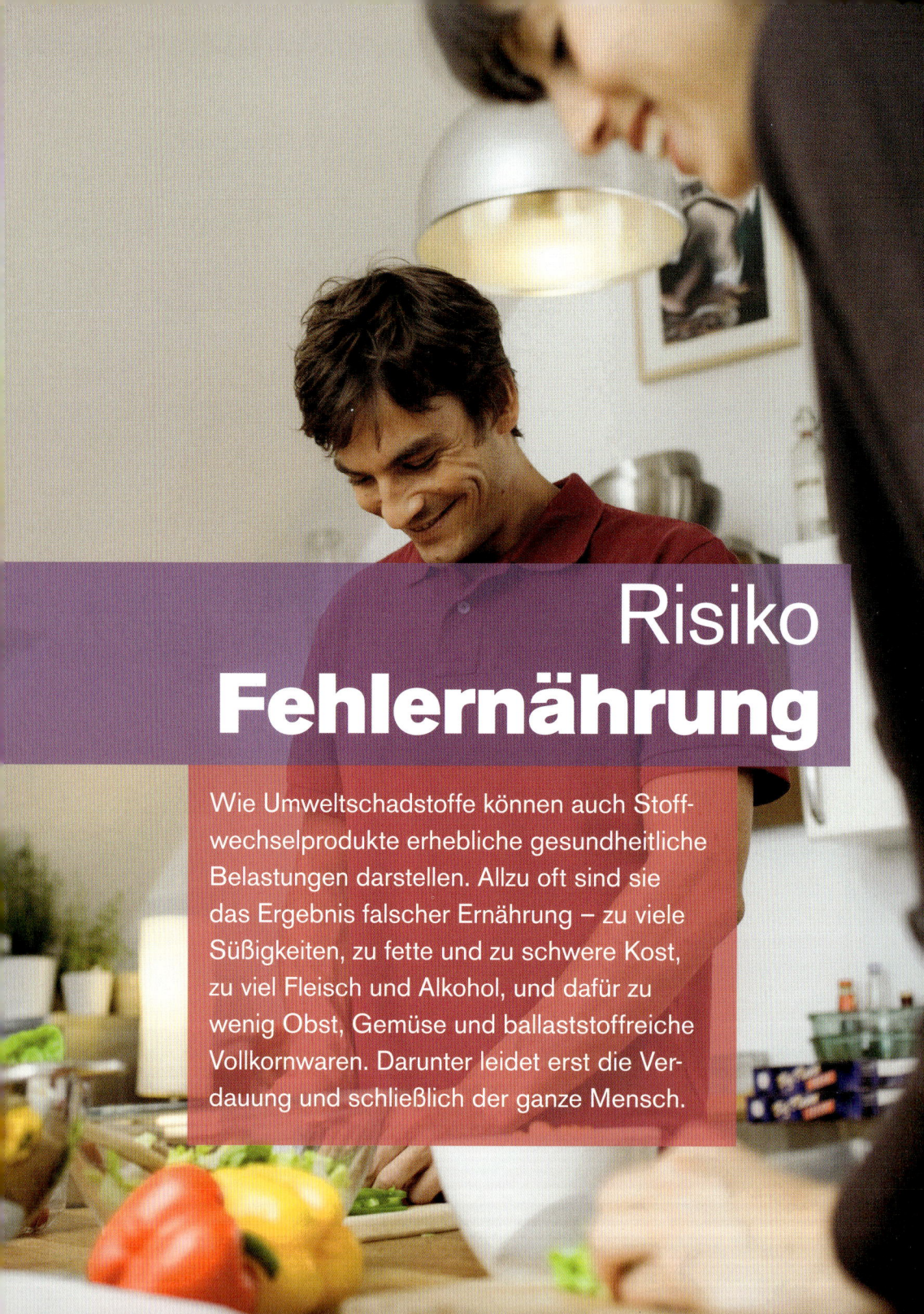

Risiko
Fehlernährung

Wie Umweltschadstoffe können auch Stoffwechselprodukte erhebliche gesundheitliche Belastungen darstellen. Allzu oft sind sie das Ergebnis falscher Ernährung – zu viele Süßigkeiten, zu fette und zu schwere Kost, zu viel Fleisch und Alkohol, und dafür zu wenig Obst, Gemüse und ballaststoffreiche Vollkornwaren. Darunter leidet erst die Verdauung und schließlich der ganze Mensch.

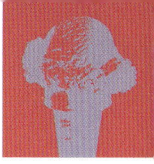

Die Bedeutung einer gesunden Verdauung

Die Krankenversicherungen schlagen Alarm. Nach Schätzungen des deutschen Bundesverbandes der Innungskrankenkassen aus dem Jahr 2008 sind mindestens ein Drittel aller Erwachsenen mehr oder weniger verdauungskrank und leiden unter Sodbrennen, Blähungen, Magendrücken, Darmkrämpfen, Durchfällen oder Verstopfungen.

Oftmals werden solche Störungen nicht ernst genommen und lediglich als Allerweltsprobleme abgetan. Man versucht sich dann mit Abführmitteln, Säureblockern und anderen gängigen Präparaten zu behelfen. Doch damit tut man sich unter Umständen keinen Gefallen. Solche Medikamente haben oft erhebliche Nebenwirkungen und können die Beschwerden auf längere Sicht noch verstärken. Beispielsweise schwächen abführende Mittel mit der Zeit die Darmmuskulatur und greifen auch die Schleimhäute an.

Eine Reihe derartiger Gesundheitsstörungen gehört zu den Verlaufserkrankungen, die mit den Jahren immer schlimmer werden. So können sich zum Beispiel aus relativ harmlosen Entzündungen der Darmschleimhaut später ernst zu nehmende Geschwüre entwickeln.

Wer da nicht rechtzeitig und durchgreifend gegensteuert, hat später das Nachsehen.

„Scheingesund"

Verdauungsbeschwerden beginnen eben schleichend, und es liegen oftmals schon Probleme im Darmbereich vor, obwohl man noch glaubt, da sei doch alles in Ordnung.

Der Fastenarzt Dr. F. X. Mayr (1875–1965), dessen Lebenswerk die Verdauungsgesundheit des Menschen zum Gegenstand hat, prägte dafür den Begriff „scheingesund". Selbst „Kieselsteine vertragen zu können", so sagte er, spricht nicht wirklich dafür, dass die Verstoffwechselung perfekt funktioniert. Obwohl man sich noch wohlfühlt und auch die Laborwerte noch in Ordnung sind, können sich bereits „stille Schäden" in Magen, Darm & Co. eingestellt haben, die über kurz oder lang den gesamten Menschen belasten.

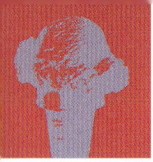

Der Darm, ein Wunderwerk im Verborgenen

Unser gesamter, sechs bis acht Meter langer Verdauungskanal besteht aus Mund, Speiseröhre, Magen, Darm und Darmausgang. Der Darm selbst ist der Reihe nach in folgende Abschnitte gegliedert:

Der erste Teil des Dünndarms ist der Zwölffingerdarm (etwa so lang wie 12 Finger breit), in den der Bauchspeichel aus der Bauchspeicheldrüse gelangt, um Kohlenhydrate, Fette und Eiweißstoffe nach der Vorverdauung im Magen weiter zu zersetzen. Dort mündet auch der Gallengang in den Darm, der die Gallenflüssigkeit aus der Leber beisteuert, um Fette zu zerlegen.

Im weiteren Verlauf des Dünndarms (Leerdarm und Krummdarm) werden die Nährstoffe von den Darmzotten aufgenommen (resorbiert): Kohlenhydrate und Eiweißstoffe gehen ins Blut, in die sogenannte Pfortader, die zur Leber führt – die Fette werden vom Lymphsystem aufgenommen. Die Lymphflüssigkeit (Milchsaft) wird von den Lymphknoten im Darmbereich zum Brustlymphgang gepumpt, um später in den Blutkreislauf eingespeist zu werden.

An den Dünndarm schließt sich der Dickdarm (Colon) an. Er besteht aus Blinddarm und Grimmdarm. Hier vollenden Darmbakterien die Verdauungsarbeit. Außerdem wird dem Darminhalt von den Zellen der Darmwände Wasser entzogen.

Den Schluss bilden der Mastdarm und der Darmausgang (Anus), über den die unverdaulichen Nahrungsreste abgegeben werden.

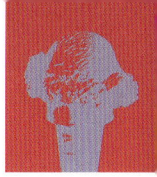

Oft sind Verdauungsbeschwerden die eigentliche Ursache mannig-
faltiger Befindlichkeitsstörungen und Erkrankungen, bei denen
man nicht so ohne Weiteres daran denkt, dass sie auf ungesunde
Verhältnisse im Magen-Darm-Bereich zurückgehen können. Typische
Fernwirkungen sind zum Beispiel:

Unerwartete Fernwirkungen

Nervosität, Gereiztheit, Übellaunigkeit

Depressive Verstimmungen, Antriebsschwäche

Müdigkeit, Schlafstörungen

Kopfschmerzen

Erhöhte Infektanfälligkeit

Allergien aller Art

Gelenkschmerzen

Muskel- und Rückenschmerzen

Haltungsschäden

Kreislaufbeschwerden

Unreine, faltige oder aufgequollene Haut

Brüchige Haare und Nägel

Zahnfleischentzündungen

Wenigen ist
bekannt, dass das
„Glückshormon"
Serotonin, dessen
Ausschüttung uns
positive Gefühle
beschert, zum Groß-
teil im Darm her-
gestellt wird und
nicht im Gehirn.

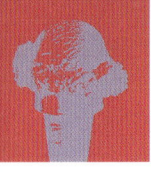

Was Verdauungsgifte sind

„Von der Güte der Verdauung unserer Nahrung hängt in erster Linie unser Gedeihen ab." Das ist eine zentrale Aussage von F. X. Mayr. Eigentlich kann das als Selbstverständlichkeit angesehen werden, wenn man nur an die Notwendigkeit denkt, mit Nährstoffen sowie Vitaminen und mineralischen Substanzen gut versorgt zu sein. Selbst die beste und gesündeste Kost und die feinsten Ergänzungspräparate helfen uns ja nichts, wenn wir sie nicht ordentlich verstoffwechseln und resorbieren können, weil es im Verdauungstrakt hapert. Verdauungsgesundheit ist mindestens so wichtig wie die richtige Ernährung.

Auf der Hand liegt natürlich auch, dass ernste gesundheitliche Störungen im Magen-Darm-Bereich „unser Gedeihen" empfindlich beeinträchtigen, wenn nicht gar unmöglich machen. Doch worauf F. X. Mayr mit seinem Kernsatz im Besonderen aufmerksam machen wollte, ist etwas anderes: Ein Darm, der schlecht arbeitet, der vielleicht infolge jahrelanger Fehl- oder Überernährung träge geworden ist, kann regelrecht zur Giftküche werden. Darin können Substanzen entstehen, die unserer Gesundheit ebenso abträglich sind wie beispielsweise Umweltgifte.

Die intestinale Autointoxikation

„Intestinal" bedeutet „die Verdauung betreffend" und „Autointoxikation" heißt übersetzt „Selbstvergiftung". Mit dem Fachbegriff von der intestinalen Autointoxikation ist somit eine Selbstvergiftung aus dem Darm heraus gemeint. Sie tritt besonders dann auf, wenn sich eine Darmträgheit verfestigt hat, wie sie durch ein ständiges Zuviel an Essen, das falsche Essen und die falsche Essweise entstehen kann. Erst kommt es zu Darmkrämpfen und allgemeinen Verdauungsstörungen. Dann erschlaffen die Darmwände, und die Muskelbewegungen des Darms, die sogenannte Peristaltik, schafft keinen ausreichenden Weitertransport des Darminhalts mehr. Schlecht verdaute Speisereste setzen sich zwischen den zahllosen mikroskopisch kleinen Darmzotten fest und bilden hartnäckige Ablagerungen. Was sich dann in Teilen des Verdauungsapparates abspielt, kennt jeder, der Nahrungsmittel zu lange aufbewahrt und gesehen hat, wie sie verderben. Kohlenhydrat- und

info

Ein augenscheinlicher Beleg dafür, wie viele schlecht verdaute und „zum Herumgiften" geeignete Reste sich in einem träge gewordenen Darm ansammeln können, liefern Darmreinigungsmaßnahmen. Fastenärzte wissen, dass sich manchmal erst nach vielen Tagen zähe Überbleibsel etwa von Tomatenschalen oder Traubenkernen lösen, obwohl der übrige Darm längst gesäubert ist.

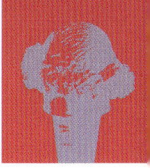

ballaststoffhaltige Obst- und Gemüseteile werden faul und fangen an zu gären, Fleischreste und andere eiweißhaltige Produkte verfaulen regelrecht. Dabei entstehen Gärungsgifte wie die Fuselalkohole Methanol und Butanol und Fäulnisgifte wie Ammoniak, Skatol, Indol, Kadaverin oder Putreszin. Solche unerwünschten Substanzen entstehen zwar immer im Darm, aber in so geringen Mengen, dass sie von der Leber problemlos unschädlich gemacht werden. Nehmen Sie jedoch überhand, können sie die Entgiftungsorgane, die Nerven und letztlich sämtliche Körperzellen schädigen.

Gerade ein mangelhaft arbeitender Darm ist zum Beispiel aufgrund starken Gasdruckes anfällig für Überdehnungen und kleine Verletzungen. Sie können Giftstoffen neben dem Weg über die Darmzotten zusätzlich Einlass ins Körperinnere verschaffen.

Störungen der Darmflora

Wir bedienen uns bei der Verdauung ganzer Heerscharen von Bakterien, die unseren Darm besiedeln und an der Zersetzung von Nahrungsbestandteilen, der Herstellung von Vitaminen oder der Abwehr von Parasiten und aggressiven Mikroben arbeiten. Etwa 5 000 solcher Bakterienstämme mit zusammen schätzungsweise 100 Billionen Einzellern bilden die Darmflora genannte Mikrowelt. Dazu gehören zum Beispiel Milchsäurebakterien, Bifidobazillen, Kolibakterien oder Enterokokken.

Hat sich eine Darmträgheit oder eine andere Störung im Verdauungsapparat verfestigt, gerät auch die Darmflora in Unordnung. Dies kann sich, wie oben erwähnt, in der Produktion zu vieler Gärungs- und Fäulnisgifte äußern, wobei Letztere auf ein Überhandnehmen von Fäulnisbakterien (Bacterium putrificum) zurückgehen. Treten zu viele dieser Verdauungsgifte auf, kann die gesamte Darmflora Schaden nehmen und eine sogenannte Dysbakterie entstehen.

Es können sich aber auch Fehlbesiedelungen in der Darmflora einstellen, die nicht auf organische Darmprobleme zurückgehen, sondern beispielsweise auf Antibiotikabehandlungen, Stress oder Parasiten. Doch was auch immer der Grund für Störungen der biologischen Mikrowelt im Darm sein mag, fast immer ist ein Mehr an Giften die Folge und mitunter bedrohliche Erkrankungen stellen sich ein. Tritt zum Beispiel Laktobazillus acidophilus,

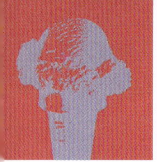

ein Milchsäure-Bakterium, das zu unserer natürlichen Darmbesiedelung gehört, in zu großer Zahl auf, entsteht das Nervengift D-Laktat. Die Bakterienart Clostridien wiederum kann Chemikalien erzeugen, die als Zellgifte wirken und Krebs hervorrufen.

info

Übergewichtige weisen oft zu viele Darmbakterien des Typs Firmicutes auf. Diese Einzeller sind in der Lage, ansonsten unverdauliche Ballaststoffe in verwertbare Zuckermoleküle aufzuspalten. Für Betroffene kann der Rat, mehr Ballaststoffe zu essen, zu einer Gewichtszunahme führen. Im Tierversuch wurde dies bestätigt.

Vergleichbare Belastungen können auch von unerwünschten Pilzbesiedelungen des Darms ausgehen. Gerade Hefepilze wie Candida krusei oder Candida albicans produzieren in ihrem Stoffwechsel Substanzen, die allergisches Asthma, Neurodermitis oder Ekzeme auslösen können. Zu viele Hefepilze gehen übrigens fast immer mit einer zu hohen Quecksilberbelastung einher und können nach Meinung von Fachärzten manchmal nur durch eine gleichzeitige Ausschwemmung des Schwermetalls wirkungsvoll bekämpft werden.

Dysbakterien und Gehirnfunktionen

Offensichtlich besteht ein unmittelbarer Zusammenhang zwischen der Funktionstüchtigkeit der Darmflora und des Gehirns. Bei drei Viertel der Patienten mit multipler Sklerose, die bei einer Studie auf ihr Darmmilieu hin untersucht wurden, fanden sich keine oder nur sehr wenige Laktobazillen, die normalerweise vorhanden sein müssten. Außerdem zeigen sich bei solchen Patienten spezielle Hirnschäden, die jenen sehr ähnlich sind, die Personen mit entzündlichen Darmerkrankungen (etwa Morbus Crohn) auch aufweisen.

Nicht zuletzt versteht man heute das Zusammenspiel zwischen den Immunzellen des Darms, die immerhin etwa 70 Prozent unseres gesamten Immunsystems ausmachen, und bestimmten Gehirnzellen besser. Ist die Mikrobesiedelung im Verdauungsapparat gestört, ist auch dieses Zusammenspiel gestört, was viele Stoffwechselvorgänge im Gehirn negativ beeinträchtigt.

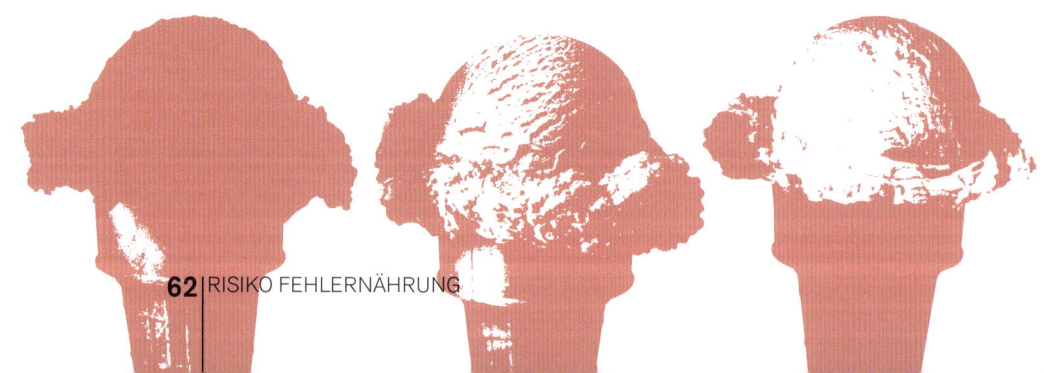

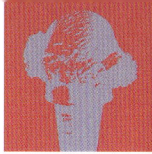

Die nötige Säure-Basen-Balance

Schon vielen hat geholfen, auf eine gesunde Säure-Basen-Balance zu achten. Insbesondere bei unklaren Beschwerden, bei Antriebsschwäche, Verdauungsstörungen, einer erhöhten Anfälligkeit für Entzündungen, häufigen Muskelverspannungen, Gelenkbeschwerden oder vorzeitigen Alterserscheinungen kann eine Übersäuerung des Organismus die Ursache sein. Auch die von vielen Frauen gefürchtete Bindegewebsschwäche, die in erschlaffter Haut, Zellulite, Falten und einer schlechteren Haltung sichtbar wird, kann darauf zurückgehen. Sogar bei einem Herzinfarkt kann Übersäuerung eine entscheidende Rolle spielen, in dem Fall die Totalübersäuerung des Herzmuskels. Dabei wäre es so einfach, auf ein ausgeglichenes Verhältnis zwischen Säuren und Basen im Organismus zu achten, mit der richtigen Ernährung, etwas Bewegung und gelegentlich einigen Detox-Tagen.

Was Übersäuerung ist

Auch wenn die meisten schon einmal davon gehört haben, so richtig Bescheid wissen doch die wenigsten, was mit Übersäuerung gemeint ist. Deshalb hier in Kürze das Wichtigste, um effektiv einem Säureüberschuss begegnen zu können.

Unser Körper besteht zu gut 60 Prozent aus Flüssigkeiten. Allen voran die Zellflüssigkeit (40 Prozent), die einen Großteil des Inneren unserer Billionen von Körperzellen ausmacht. Dann die Bindegewebsflüssigkeit (15 Prozent), in der die Körperzellen „schwimmen" und die die Verbindung zwischen Zellen und den haarfeinen Blutgefäßen (Kapillaren) darstellt. Das Blut selbst macht noch einmal etwa 5 Prozent unserer Körpersubstanz aus. Hinzu kommen mehrere Liter an unterschiedlichen Flüssigkeiten und Verdauungssäften wie Speichel, Magensaft, Bauchspeichel, Galle oder die Säfte in Dünn- und Dickdarm. Jede Körperflüssigkeit ist auf einen speziellen pH-Wert angewiesen, auf ein festgelegtes Verhältnis zwischen Säuren und Basen, um bestimmten Aufgaben gerecht zu werden. Ihr pH-Wert darf sich nur in engen Grenzen bewegen.

Im Magen herrscht ein extrem saures Klima mit einem pH-Wert zwischen 1,2 und 3,0. Die starke Magensäure ist nötig, um die Eiweißzersetzung

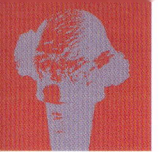

Der pH-Wert

Säuren und Basen sind Substanzen, die chemisch gesehen als Gegenspieler agieren. Treffen Sie aufeinander, neutralisieren sie sich gegenseitig und bilden Salze.

Starke Säuren wie Schwefelsäure (H_2SO_4) oder Salzsäure (HCl) sind gefährliche Substanzen, die sogar die meisten Metalle verätzen können. Sie setzen in wässriger Lösung reichlich Wasserstoff-Ionen (H^+) frei, die äußerst reaktionsfreudig sind. Schwächere Säuren wie Kohlensäure (H_2CO_3) sondern weniger Wasserstoff-Ionen ab. Sie reagieren deshalb nicht so stark mit anderen Materialien. Auch in unseren Lebensmitteln stecken viele Säuren wie Fettsäuren, Fruchtsäuren oder Ascorbinsäure (Vitamin C).

Der pH-Wert gibt die Stärke einer Säure an (potentia Hydrogenii = Stärke des Wasserstoffs). Wegen seiner speziellen logarithmischen Berechnung tut er das allerdings in umgekehrter Weise, das heißt, die stärkste Säure hat den niedrigsten pH-Wert (0) und die schwächste Säure hat für eine Säure den höchsten pH-Wert (6,99).

Reines Wasser ist neutral und hat einen pH-Wert von exakt 7.

Höhere pH-Werte bis 14 sind den Basen vorbehalten. In Wasser gelöst, nennt man sie Laugen wie etwa Kalilauge oder Natronlauge. Bei ihnen gibt der pH-Wert die Menge an Wasserstoff-Ionen (H^+) an, die sie (von Säuren) aufnehmen können. Schwache Basen mit geringem pH-Wert sind häufig in Lebensmitteln enthalten. Bei der Brezelherstellung beispielsweise kommt 2-prozentige Natronlauge zum Einsatz. Starke Basen wie etwa hochprozentige Kalilauge mit einem hohen pH-Wert sind hingegen ätzende Chemikalien.

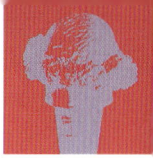

einzuleiten, und auch, um eingedrungene Bakterien und andere Schädlinge zu zerstören. Innerhalb unserer Muskelzellen ist das Milieu nur ganz schwach sauer mit einem pH-Wert von 6,1 bis 6,9. Das Blut hingegen ist leicht basisch mit einem pH von 7,35 bis 7,45. In der Bauchspeicheldrüse wiederum sind die Verhältnisse am stärksten basisch. Dort ist ein pH-Wert von 7,8 bis 8,0 gegeben.

Es ist eine der erstaunlichsten Leistungen unseres Organismus, die verschiedenen pH-Werte stets auf dem notwendigen Niveau zu halten. Würde das Blut zum Beispiel saurer als pH 7,0 (Acidose) oder basischer als pH 7,7 (Alkalidose), wäre dies absolut lebensbedrohlich.

Die Säurepuffer

Damit in den unterschiedlichen Bereichen unseres Körpers immer das richtige Säure-Basen-Verhältnis, der nötige pH-Wert herrscht, wirken eine Reihe von Puffermechanismen. Rein chemisch betrachtet handelt es sich dabei entweder um die Bereitstellung von Basen, wenn ein bestimmtes Milieu zu sauer geworden ist, oder um die Zuführung von Säuren, wenn die Basen überhandgenommen haben.

De facto kommt es allerdings nur selten vor, dass zu wenig Säuren in irgendeiner Körperflüssigkeit, etwa dem Blut oder den Verdauungssäften, vorhanden sind. Unsere Billionen von Muskelzellen produzieren schließlich Kohlensäure in Form von Kohlendioxid, dem bedeutendsten Abfallstoff aus der Energieerzeugung. Diese saure Substanz wird erst von den Zellen abgegeben, dann durch die Bindegewebsflüssigkeit geleitet und schließlich mit dem Blut zur Lunge transportiert, um von dort abgeatmet zu werden. Das sorgt im Blut ständig für einen gehörigen Säurenachschub. Auch 80 Prozent unserer Nahrungsmittel werden sauer verstoffwechselt. Folglich muss unser Organismus in aller Regel ein Zuviel an Säuren ausgleichen und Basen als Pufferstoffe aufbringen und nicht umgekehrt.

Die beiden bedeutendsten Säurepuffer heißen Natriumbikarbonat und Hämoglobinat. Im Magen liegende Drüsen enthalten Zellen, die aus Kochsalz (NaCl) und Kohlensäure (H_2CO_3) die Eiweiß zersetzende Salzsäure (HCl) und das Natriumbikarbonat ($NaHCO_3$) herstellen.

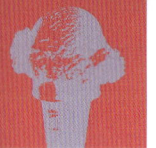

$$NaCl + H_2CO_3 \quad > \quad HCl + NaHCO_3$$

Das dafür nötige Kochsalz stammt von der Nahrungsverwertung und die Kohlensäure aus dem Zellstoffwechsel. Daraus gewonnenes Natriumbikarbonat wirkt dann basisch und geht als Säurepuffer in den Blutkreislauf über oder in Bauchspeicheldrüse, Leber und Darm. Sind im Darm oder Blut gerade sehr viele Säuren vorhanden, muss auch viel Natriumbikarbonat zu deren Neutralisation gebildet werden. Das geht aber nur, wenn gleichzeitig viel Salzsäure von den Zellen der Magendrüsen erzeugt wird, mit der Folge eines spürbar übersäuerten Magens. Medikamente gegen zu viel Magensäure beheben dann die Symptome, nicht jedoch die eigentliche Ursache.

Der andere wichtige Säurepuffer im Organismus, das Hämoglobinat, ist Teil der roten Blutkörperchen. Mit seiner Hilfe wird die Kohlensäure gebunden und abtransportiert, die bei der Energiegewinnung innerhalb der Körperzellen angefallen ist. Zu hohe Hämoglobinwerte können von einer Übersäuerung des Blutes herstammen, die eine schlechtere Durchblutungsleistung im Bereich der feinen Gefäße zur Folge hat und unter anderem für Problemhaut und verschlackte Gewebe mit verantwortlich ist.

Verschiebung von Säuren

Solange das Aufkommen von Säuren im Organismus in Grenzen bleibt, reicht die Leistung der Säurepuffer aus, um uns gesund und leistungsfähig zu erhalten. Immerhin kann ein Großteil der unliebsamen Säuren direkt ausgeschieden werden. Die Lunge atmet Kohlensäure ab, mit dem Urin werden Harn-, Schwefel- oder Phosphorsäure abgegeben, über die Schweißdrüsen der Haut verlassen geringe Mengen an Fettsäuren und Harnsäure den Körper und auch mit dem Stuhl werden eine Reihe von Säuren ausgeschieden.

Problematisch wird es jedoch, wenn Puffermechanismen und Ausscheidungsorgane von zu vielen Säuren überfordert werden. Damit der pH-Wert des Blutes so lange als irgend möglich konstant bleiben kann, werden überzählige Säuren erst einmal in weniger gefährdete Bereiche des Körpers abgeschoben. Das sind das Bindegewebe beziehungsweise die Bindegewebsflüssigkeit zwischen den Zellen. Hier wird das belastende

info
Fragen Sie Ihren Arzt
Wer mit einem Lackmusstreifen aus der Apotheke feststellt, dass der pH-Wert des Urins an vielen Nachmittagen in den sauren Bereich, also unter 7 oder gar 6 abfällt (je nach Tageszeit ist ein pH-Wert von 5 bis 8 normal), sollte den Arzt befragen, ob es eine organische Ursache dafür gibt.

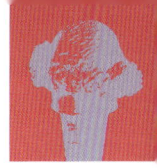

Material sozusagen geparkt, bis eine neuerliche Neutralisierung einsetzen kann. Hält die Übersäuerung jedoch weiter an, kommt es zum „Dauerparken" in den Geweben mit vielen gesundheitlichen Störungen wie Hautkrankheiten, Entzündungen, rheumatischen Beschwerden und anderem mehr.

Außerdem versucht der Organismus, bei stetiger Säureüberflutung zusätzliche Basen zu mobilisieren. Er greift dann auf die alkalisch wirkenden Mineralien zurück, die an verschiedenen Stellen im Körper gespeichert sind. Besonders das Kalzium in den Knochen, Gelenken und Zähnen ist davon betroffen. Entmineralisierungen in diesen Bereichen können zu Osteoporose, Arthrosen und Zahnfäule führen.

Wie wir sauer werden

Will man einer Übersäuerung wirksam begegnen, muss man natürlich ihre Ursache kennen. Dafür gibt es mehrere, und darüber existieren auch mehrere Irrtümer.

Krankheit als Grund

Oft steckt hinter einer Überlastung mit Säuren eine Erkrankung. Überhaupt besteht ein wechselseitiges Verhältnis zwischen Krankheit und Übersäuerung. Zu viele Säuren erzeugen Krankheiten, umgekehrt lassen Erkrankungen auch vermehrt Säuren entstehen. Grundsätzlich gilt: Liegen Funktionsstörungen bei einem Ausscheidungsorgan vor, mit dem wir uns sonst von Säuren befreien, dann steigt konsequenterweise auch der Säurespiegel im Organismus. So kann eine akute Lungenentzündung erhöhte Säurewerte im Blut erzeugen, weil die Lungenbläschen es nicht mehr schaffen, ausreichend Kohlensäure abzuatmen. Verstärkte Atmungsbemühungen (Hyperventilation) sind die Folge.

Krankheiten der Niere können wiederum die Ausscheidung von Säuren mit dem

hinweis

→ **Achten Sie darauf, sich tagtäglich möglichst basenreich zu ernähren.**

→ **Wenn Sie ein säurereiches Lebensmittel (zum Beispiel Fleisch) mit einem basenreichen (zum Beispiel Kartoffeln, Gemüse) kombinieren, stellen Sie das Säure-Basen-Gleichgewicht in etwa wieder her. Auf diesen Prinzipien sind im Übrigen auch die Wurzeln der beliebten Trennkost anzusetzen.**

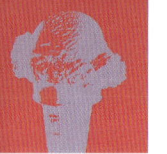

Harn behindern. Und Darmkrankheiten wie eine fortgeschrittene Darmträgheit, Störungen der Darmflora oder chronisch entzündete Schleimhäute lassen viele giftige Verdauungsprodukte und unerwünschte Säuren entstehen, die den gesamten Organismus in Mitleidenschaft ziehen.

Darüber hinaus bergen alle Funktionsstörungen im Bereich der Verdauungsorgane Magen, Bauchspeicheldrüse, Leber und Gallenblase die Gefahr, eine Übersäuerung auszulösen, da in diesen Organen das säureregulierende Natriumbikarbonat erzeugt und verteilt wird. Nicht zuletzt lassen fast alle Arten von Entzündungen eine belastende Säureflut im Organismus aufkommen.

Zu wenig Bewegung

Wer sich zu wenig bewegt, riskiert erhebliche Verschlackungen. Der Abtransport von Säuren aus dem Bindegewebe und dem Blut wird durch eine vorwiegend sitzende Lebensweise stark beeinträchtigt. Sportliche Aktivitäten entfalten hingegen ein ganzes Bündel von Effekten im Organismus, die alle wirksam die Entsäuerung unterstützen: Kreislauf und Durchblutung werden angekurbelt, die Lungenfunktionen gestärkt, Muskelstoffwechsel und Darmmuskulatur werden aktiviert, Fettsäuren verbrannt und dem Gelenkverschleiß wird entgegengewirkt.

Gerade wenn man ins Schwitzen gerät, tut man viel für die Entsäuerung. Die Schweißdrüsen der Haut holen sich die nötige Flüssigkeit aus dem Blutplasma. Diese Entnahme wird durch eine Entwässerung der Gewebe ausgeglichen. Dabei werden in den Geweben abgelagerte Säuren in Bewegung versetzt, die dann über Blut, Nieren und mit dem Harn abgegeben werden.

Vorsicht

Überanstrengungen sind schädlich. Bekanntlich bildet ein zu stark belasteter Muskel übermäßig viel Milchsäure. Das löst nicht nur Schmerzen aus, sondern verbraucht auch reichlich basische Mineralien, die dann an anderer Stelle fehlen. Dauerhafte Überanstrengungen können sogar eine Übersäuerung innerhalb der Körperzellen, eine sogenannte intrazelluläre Azidose, erzeugen.

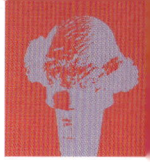

Besser basisch essen

Der Mensch ist, was er isst. Nach dieser alten Weisheit müssten die meisten Säuren und Basen, die in unserem Organismus aktiv werden, eigentlich direkt aus der Nahrung stammen. Das ist zum Teil auch richtig so. Andererseits gibt es auch viele Säuren und Basen, die erst im Rahmen des Stoffwechselgeschehens anfallen. Insofern kommt es bei der Beurteilung eines Lebensmittels nicht nur darauf an, was es enthält, sondern vor allem darauf, wie es wirkt – eben basisch oder sauer. Dass dies nicht immer einfach ist, zeigt folgendes Beispiel. Eine bekannte Aussage lautet: Obst zu essen wirkt Übersäuerungen entgegen. Obwohl manche Früchte recht sauer sind (pH-Wert Zitronen 2,3; Äpfel 3,1; Orangen 3,5), spielen sie als Säurelieferanten kaum eine Rolle. Wichtiger ist, dass sie viele basische Mineralstoffe wie Kalium, Kalzium oder Magnesium enthalten, die in der Lage sind, Säuren wirksam zu neutralisieren. Insofern ist es schon richtig, dass sie basisch wirken. Doch wie so oft, kommt es auch in diesem Zusammenhang auf die Menge an. Die meisten Menschen können frisches Obst nur in begrenztem Maß gut vertragen. Essen sie zu viel davon, ist ihr Magen-Darm-Trakt rasch überfordert. Schlecht verdaute Fruchtstücke bleiben dann in den Darmwindungen hängen, fangen an zu gären und produzieren eine Reihe von Giften und unerwünschten Säuren, mit denen man einer Übersäuerung bestimmt nicht begegnen kann.

Es ist also schon eine Wissenschaft für sich, unser täglich Brot auf seine alkalischen oder sauren Wirkungen hin zu bewerten. Für den Normalfall gelten jedoch die Faustregeln von Seite 70.

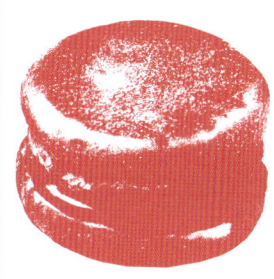

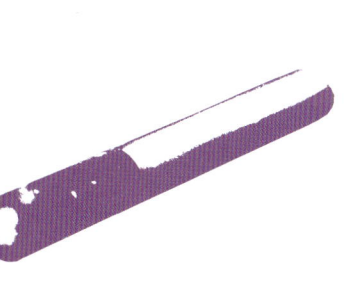

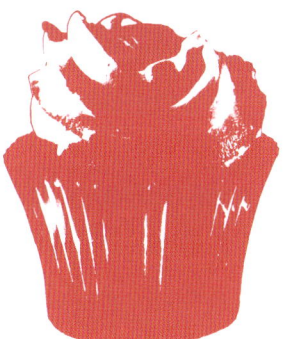

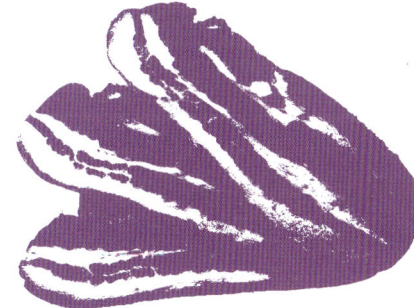

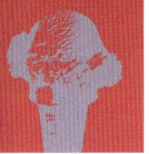

Metallische Mineralien wirken basisch.	Das sind vor allem Kalium, Kalzium, Magnesium, Natrium, Eisen, Kupfer, Zink und Mangan.
Säurebildende Mineralien:	Chlor, Fluor, Jod, Phosphor, Schwefel, Silizium
Immer säurebildend:	Jedes zu viel an Nahrung ist säurebildend. Alles in Eile Verzehrte ist säurebildend. Alkoholika und auch das Rauchen machen sauer.
Die meisten tierischen Lebensmittel erhöhen den Säurespiegel im Organismus.	Fleisch, Wurst, Innereien, Speck, Fleischbrühe, Geflügel, Fisch, Krustentiere, Käse, Quark, Eier
Süßigkeiten und Weißmehle erhöhen den Säurespiegel.	Zucker, Schokolade, Kuchen, Torten, Speiseeis, Teigwaren, Weißbrot, Toast, Graubrot, Pudding, Marmelade, Gebäck, Limonaden, Cola
Nahrungsmittel, die den Basenspiegel im Organismus erhöhen:	Pellkartoffeln, Blattgemüse, Wurzelgemüse, Gemüsesuppe, Gurke, Kürbis, Melone, Blumenkohl, Kohlrabi, Kraut, Kichererbsen, Kresse, Sellerie, Paprikaschoten, Zwiebel, Sojabohnen, Tofu, Oliven, Pilze, Salate, Frischkräuter, Obst, Beeren, Trockenfrüchte, Mandeln, Rosinen, Mineralwässer, Vorzugsmilch, Kräutertees
Relativ neutrale Lebensmittel:	Vollkorngetreide, Vollkornbrot, Teigwaren aus Vollkornmehl, ungeschälter Reis, Hirse und Hirseprodukte, Haferflocken, Haselnüsse, Dinkel, Mais, grüne Bohnen, frische Erbsen, kalt gepresste Öle, gute Butter, Sauerkraut

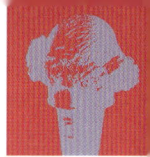

Welche Säuren entstehen durch was?

Harn-, Salz- und Schwefelsäure	Fleisch und Wurst
Acetessigsäure, Buttersäure	Fett
Phosphorsäure, Kohlensäure	Colagetränke
Zitronensäure, Essigsäure, Brenztraubensäure	Süßigkeiten, Weißmehle
Weinsäure, Schwefelsäure	Wein und Sekt
Chlorogensäure, Gerbsäure	Kaffee
Acetylsalicylsäure	Aspirin
Nikotinsäure	Tabak

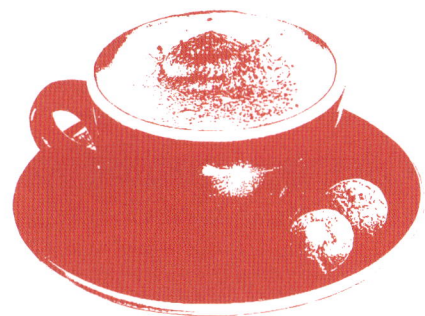

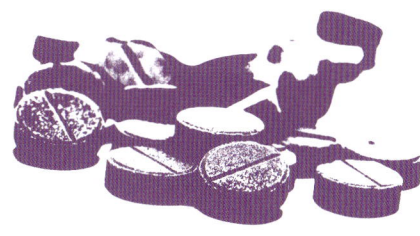

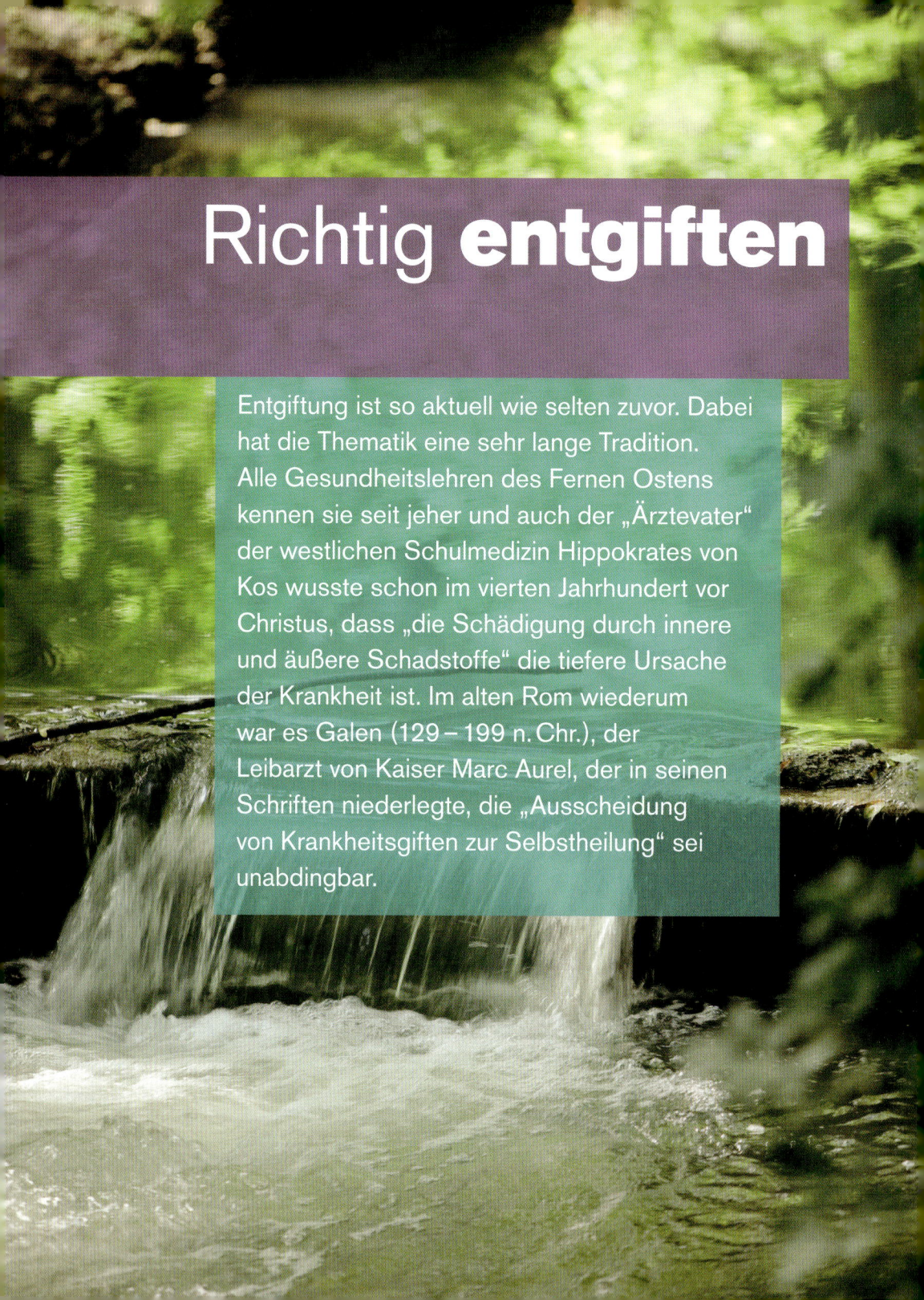

Richtig **entgiften**

Entgiftung ist so aktuell wie selten zuvor. Dabei hat die Thematik eine sehr lange Tradition. Alle Gesundheitslehren des Fernen Ostens kennen sie seit jeher und auch der „Ärztevater" der westlichen Schulmedizin Hippokrates von Kos wusste schon im vierten Jahrhundert vor Christus, dass „die Schädigung durch innere und äußere Schadstoffe" die tiefere Ursache der Krankheit ist. Im alten Rom wiederum war es Galen (129 – 199 n. Chr.), der Leibarzt von Kaiser Marc Aurel, der in seinen Schriften niederlegte, die „Ausscheidung von Krankheitsgiften zur Selbstheilung" sei unabdingbar.

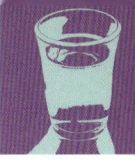

Wie der Organismus entgiftet

Unser Körper bedient sich verschiedener Organe, um schädliche Substanzen und Giftstoffe loszuwerden. Will man ihn dabei unterstützen, sollte man einen kurzen Blick auf die Funktionsweise dieser Organe, auf Darm, Leber, Niere, Lunge und Haut werfen. Dann versteht man besser, wie man sie zu höherer Leistung anspornen kann, wie man sich am effektivsten von innerem Ballast befreit.

Reinigendes Wasser

Grundsätzlich gilt: So wie der Regen Staub und Schmutz abwäscht und Bächen und Flüssen und schließlich dem Meer übergibt, ist auch innerhalb des menschlichen Körpers Entgiftung vor allem eine Frage von Flüssigkeiten. Mit ihrer Hilfe werden Schadstoffe verdünnt, in Bewegung gebracht und schließlich ausgeschwemmt. Mit Ausnahme des Gasaustausches der Lunge verlassen Gifte den Körper immer mit Schweiß, Urin, Stuhl oder Sekreten. Der Rohstoff dafür ist das Wasser, das aus unseren Getränken oder der Nahrung stammt. Deshalb ist viel Trinken das A und O allen Entgiftens. Und konsequenterweise ist die Anregung zu verstärktem Schwitzen, häufigerem Harnlassen oder Stuhlgang die einfachste Form innerkörperlichen Reinigens.

Nebenschauplätze

Sekrete, wie sie automatisch bei einer Erkältung, bei Entzündungen, beim Weinen und anderen körperlichen Vorgängen auftreten, entlasten den Organismus ebenfalls von Schadstoffen. Sie sind aber für aktive Entgiftungstechniken nur selten geeignet, sieht man einmal vom Ausspucken, von extremen Yogaübungen für Nase und Rachen oder von schleimlösenden Erkältungsmitteln ab.

Auch ein provoziertes Erbrechen sollte nur zum Einsatz kommen, wenn man gerade etwas Verdorbenes gegessen hat. Ansonsten überlässt man diese heftige Art der Entgiftung am besten der spontanen Körperreaktion oder dem behandelnden Notarzt, beispielsweise bei einer ernsten Medikamentenvergiftung.

info

Tierversuche zeigten, dass der Darm das einzige Organ ist, das außerhalb des Körpers (in einer Nährlösung) arbeiten kann. In der Darmwand sind Nervenzellen, die selbstständig ohne Kontakt zum Gehirn funktionieren und die Peristaltik in Gang halten. Man spricht in diesem Zusammenhang auch vom „Darmhirn".

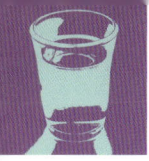

Was dem Darm nützt

Ballaststoff-reiche Lebensmittel
(Vollkornprodukte, Obst, Gemüse)

Kaliumreiche Lebensmittel
(für die Darm-muskulatur)

Sport und Bewegung
(stärkt die Darm-muskulatur)

Reichlich kalorien-freie Getränke

Zur Darmspiege-lung gehen
(ab dem 55. Lebens-jahr die Angebote der Krankenkassen nutzen)

Was den Darm entlastet

Mithilfe des Darms nimmt der Körper Nährstoffe auf und gibt im Gegen-zug Unverdauliches ab. Die Ausscheidung von Nahrungsresten, die der Organismus nicht verwerten kann, ist neben der Urinabgabe und dem Aus-atmen die bedeutendste Entgiftungstätigkeit, die Tag für Tag vom Körper geleistet wird.

Wäre die Ausscheidung über den Darm vollständig blockiert, käme es zu lebensbedrohlichen inneren Vergiftungen. Deshalb wird bei allen Entschla-ckungskuren ein besonderes Augenmerk auf verdauungsanregende Mittel und Maßnahmen gelegt.

Ist das Ausscheidungsgeschehen nicht intakt, belasten einen nicht nur schlecht verdaute Nahrungsreste und ungesunde Essensbestandteile zu lan-ge, sondern auch viele unerwünschte Substanzen, die von einer gestörten Darmflora ausgehen, wie sie sich in so einem Fall einstellt.

Wie der Darm den Organismus entschlackt

Der Darm leistet auch einen Beitrag zur Entgiftung des Körpers, ohne dass dies direkt mit der Nahrungsverwertung zu tun hat. Die Leber ist ja unser wichtigstes Chemielabor. Sie macht Schadstoffe durch enzymatische Um-wandlungen unschädlich oder bindet sie an Transportsubstanzen, damit sie ausgeschieden werden können.

Ist zum Beispiel giftiges Quecksilber in die Leber gelangt, kann es nach che-mischer Bearbeitung entweder mit dem Blut zur Niere geschafft und dann ausgeschwemmt werden, oder es wird in die Gallenflüssigkeit eingebun-den, die die Leber aus Cholesterin und anderen Substanzen herstellt. Das Schwermetall gelangt dann über den Gallengang in den Dünndarm und wird mit Unverdaulichem ausgeschieden. Da die Leber täglich immerhin einen Liter Gallenflüssigkeit ausstößt, ist ihre Entgiftung über den Darm beträchtlich.

In geringem Umfang leistet der Darm auch einen direkten Beitrag zur Blutreinigung. Er braucht ja sauerstoffreiches, arterielles Blut, um seine ei-genen Zellen und Muskeln zu versorgen. Damit gelangen auch alle Substan-zen in die Darmschleimhaut, die sich im Blutkreislauf befinden. Die Darm-

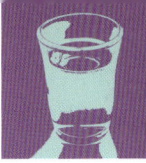

säfte produzierenden Zellen können auf diese Weise herangeführte Schadstoffe an den Darminhalt abgeben und so für den Abtransport bereitstellen.

Wenn Gifte kreisen

Forschungen haben gezeigt, dass es bei der Zell- und Gewebeentgiftung über den Darm nicht selten zu regelrechten Kreislaufbewegungen kommt. So wurden markierte Medikamentenrückstände ausgemacht, die zwischen Leber und Darm hin- und herpendelten, weil sie stets aufs Neue von den Zotten der Darmschleimhaut resorbiert wurden, anstatt den Körper zu verlassen. Man kennt in diesem Zusammenhang auch den Fettkreislauf, ein ständiges Hin und Her von Fettpartikeln zwischen Darm und Fettzellen. Die Speicherzellen sind ja keine statischen Einheiten. Sie unterliegen (wie übrigens auch die Knochen) steten Auf- und Abbauprozessen. Bei ihrer Entleerung gelangen Fettpartikel und auch darin gespeicherte Schadstoffe ins Blut. Besonders Schwermetalle oder auch fettlösliche Holzschutzmittel wie Pentachlorphenol (PCP) und andere chemische Gifte kommen so in Bewegung. Sofern sie nicht mit dem Urin den Körper verlassen, können sie mit den Fettteilchen in den Darm gelangen und dann unerwünschterweise zurück ins Blut. Will man das vermeiden, empfiehlt es sich, eine Zeit lang Heilerde oder Kohlepräparate einzunehmen oder eine intensive Darmreinigung durchzuführen.

Gesunde Darmreinigung

Eine effektive innerkörperliche Entgiftung ist ohne eine gründliche Darmreinigung kaum denkbar. Dabei geht es vor allem um zwei Dinge:
Zum einen soll der Darm einmal gründlich von Nahrungsresten, Verkrustungen und einem unerwünschten Schleimhautbelag befreit werden. Damit entlastet man den Organismus von Giften, Säuren und Schadstoffen, die besonders bei Menschen mit Verdauungsstörungen auftreten.
Zum anderen sollen im Körper mobilisierte Schadstoffe wirksam ausgeleitet werden, um Rückvergiftungen zu vermeiden, wie sie beispielsweise bei der Giftfreisetzung im Rahmen des Fettabbaus vorkommen können. Letzteres darf nicht unterschätzt werden. So kann beispielsweise während einer

Die besten Darmputzer

**Verdauungs-
anregende
Lebensmittel**
Sauerkraut, Weintrauben, Backpflaumen, Molke, Buttermilch, Leinsamen

Milde Darmreinigungsmittel
Heilerde, Aktivkohle, Chlorella pyrenoidosa (ein Algenpräparat), Heißwassertrinken, Indischer Flohsamen

Intensive Darmreinigungsmittel
Abführmittel wie Bittersalz, Glaubersalz, F.-X.-Passagesalz, Einlauf

Vollständige Darmreinigung
Colon-Hydro-Therapie beziehungsweise eine Darmspülung durch den Facharzt

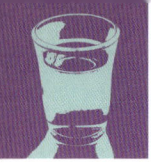

intensiven Fastenzeit das Ausmaß freigesetzter Schadstoffe das Hundertfache dessen ausmachen, was normalerweise durch das Blut kursiert. Da ist es absolut nötig, mit viel Trinken und mit wirkungsvollen Darmreinigungsmaßnahmen gegenzusteuern.

Speziell während des Fastens haben solche Maßnahmen aber auch den Sinn, Übersäuerungen zu vermeiden, wie sie durch Gallensäuren im Darm entstehen können, die im Moment mangels fetthaltiger Nahrung gar nicht gebraucht werden. Auch das Freisetzen von Fettsäuren beim Abnehmen oder der allgemeine Säureabbau in den Geweben, der über Leber, Galle und Darm entsorgt werden soll, kann zu unerwarteten Säurebelastungen führen.

Chemielabor Leber

Wie in einem Chemielabor wird in unserer Leber ständig eine Vielzahl von Substanzen in andere Substanzen umgewandelt. Die Ausgangsmaterialien dafür stammen aus dem venösen Blut der Pfortader, mit dem Nährstoffe und giftige Abbauprodukte aus dem Darm herangeschafft werden, oder aus der Leberarterie, über die die Leber mit sauerstoffreichem Blut versorgt wird und Anschluss an den übrigen Blutkreislauf hat.

Eine der wichtigsten Aufgaben der bis zu zwei Kilogramm schweren Drüse im Oberbauch ist unsere ständige Versorgung mit der richtigen Menge an energiereichen Kohlenhydraten mit Brennstoff für unsere Zellen. Nach einem zucker- oder stärkehaltigen Essen verwandelt sie überschüssigen Blutzucker (Glucose) in Glykogen, das als Speichersubstanz dient und in Muskulatur und Leber gelagert wird. Bei Bedarf wandelt die Leber das Glykogen dann mithilfe des Enzyms Leber-Diastase wieder zurück in Zucker und gibt ihn ans Blut ab. So ist sichergestellt, dass allen Körperzellen immer das nötige Brennmaterial angeboten werden kann. Sollten die Glykogenspeicher erschöpft sein und auch kein Zuckernachschub aus der Nahrung kommen, kann die Leber in Fettzellen gespeicherte Triglyzeride in Brennmaterial verwandeln. Im Notfall reicht der Leber sogar Muskeleiweiß, um es in Zuckerstoffe umzusetzen.

Eine weitere Aufgabe der Leber ist die Herstellung von Gallenflüssigkeit. Mit ihrer Hilfe werden im Darm die Fettstoffe zu feinsten Tröpfchen emulgiert, damit fettspaltende Enzyme, die Lipasen, optimal angreifen können.

Darmspülungen beim Facharzt sind derzeit bei den Berühmtheiten Hollywoods der Renner. Allerdings geht es den meisten weniger um die Gesundheit als vielmehr um das Gefühl der Leichtigkeit und eine extrem schlanke Silhouette vor dem glamourösen Gang über den roten Teppich. Dazu sollte man wissen: Allzu häufige Darmspülungen stören das natürliche Verdauungsgeschehen und erhöhen das Herzinfarktrisiko.

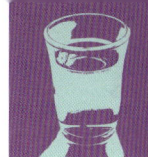

Die Gallenflüssigkeit besteht aus Gallensäuren, Cholesterin, Farb- und Schleimstoffen. Hinzu kommen meist fettlösliche Abfallsubstanzen, die von der Leber verarbeitet wurden und über den Darm ausgeschieden werden sollen – wie gefährliche Chemikalien aus der Kunststoffherstellung oder dem Wohnraumbereich.

Die Leberbarriere

Mit dem Pfortaderblut gelangen, wie gesagt, nicht nur Nährstoffe, sondern auch viele andere Substanzen aus dem Darm in die Leber. Sie müssen so weit wie möglich abgebaut und ausgeschieden werden, weil sie giftig oder unbekömmlich sind.

Hierzu zählen

→ giftige Lebensmittelbestandteile (Acrylamid, Benzpyren, Solanin etc.),
→ Verunreinigungen von Lebensmitteln (Pestizide, Schwermetalle etc.),
→ Medikamentenrückstände (Paracetamol, Codein, Makrolide, künstliche Hormone etc.),
→ Alkohol, Drogen,
→ Verdauungsgifte (Phenol, Parakresol, Fuselalkohole, Ammoniak etc.),
→ Viren, Mikroben und ihre Toxine.

Ein besonders wichtiger Entgiftungsvorgang der Leber vollzieht sich im Rahmen des normalen Eiweißstoffwechsels. Dabei werden organische Stickstoffverbindungen aus pflanzlicher oder tierischer Nahrung im Darm von Fäulnisbakterien zersetzt. Ein Abbauprodukt dieses Vorgangs ist hochgiftiges Ammoniak, das dann in der Leber zu Harnsäure abgebaut und anschließend über Blut und Nieren entsorgt wird.

Darüber hinaus muss die Leber auch alle Substanzen bearbeiten, die mit dem Blut aus dem übrigen Organismus an sie herangeführt werden, wozu überschüssiges Cholesterin, Hormone oder freie Radikale gehören.

Auf diesem Weg kommen auch die Abfallstoffe aus dem Lymphsystem beziehungsweise der Bindegewebsflüssigkeit zur Leber. Dazu zählen zahlreiche Giftstoffe, die infolge bakterieller oder viraler Infekte entstehen. Außerdem findet sich in der Lymphe sozusagen der gesammelte Müll aus

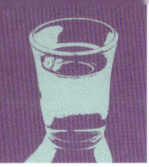

dem Zellstoffwechsel wie verbrauchte Mineralien, abgestorbenes Zellmaterial, krankheitsbedingte Zellgifte oder Milchsäure, die in Muskelzellen unter Sauerstoffmangel bei höherer Beanspruchung gebildet wird.

Der Volksmund weiß um den Charakter der Gallenflüssigkeit. Nicht umsonst heißt es: Gift und Galle spucken.

Wunder Entgiftung

Blutgefäße, die in die Leber münden, verzweigen sich dort in Unmengen von mikroskopisch kleinen Kapillaren. Sie durchfließen Heerscharen von

Kalium für die Zellentgiftung

Für eine gut funktionierende Entgiftung der Körperzellen im Rahmen des allgemeinen Zellstoffwechsels ist es immer wichtig, dass Kalium und Natrium in einem ausgewogenen Verhältnis zueinander im Organismus vorhanden sind. Da wir über das Kochsalz im Essen (Natriumchlorid) normalerweise reichlich mit Natrium versorgt sind, kann das nur bedeuten, auf mehr Kalium in der Nahrung zu achten. Dieser Mineralstoff wirkt nicht nur basisch, was beim Abbau unerwünschter Säuren hilft. Er regelt als Gegenspieler von Natrium auch die Flüssigkeitsversorgung der Zellen. Das funktioniert nach dem Prinzip der Osmose, wonach die unterschiedlichen Kaliumkonzentrationen innerhalb und außerhalb der Zellen zu einem ständigen Flüssigkeitsaustausch zwischen dem Zellinneren und der Zellumgebung führen. Über diesen Austausch entledigen sich die Zellen der wasserlöslichen Abfallstoffe und Verbrennungsrückstände wie Kohlendioxid, die der Lymphflüssigkeit oder dem Blut zum weiteren Abtransport überstellt werden. Auch bei Zellabfällen, die nicht in Wasser gelöst, sondern auf andere Weise durch die Zellmembran nach außen transportiert werden, ist eine gute Flüssigkeitsversorgung immer wichtig. Wer sich erschöpft fühlt, sollte es einmal mit mehr Kalium versuchen. Das aktiviert den gesamten Zellstoffwechsel und bringt neue Energie. Nur bei Nierenfunktionsstörungen muss man auf zusätzliches Kalium verzichten.

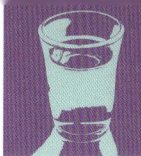

Besonders reich an Kalium sind (pro 100 Gramm)

getrocknete Pfifferlinge 5370 mg	getrocknete Steinpilze 2000 mg
Sojafleischersatz 2100 mg	Sojamehl 1870 mg
getrocknete Bananen 1470 mg	getrocknete Aprikosen 1370 mg
Bierhefe 1410 mg	Weizenkleie 1350 mg

Leberzellen, die die eigentliche Entgiftungsleistung erbringen. Chemische Prozesse wie Veresterungen, die Methylierung oder die Anbindung von Giften an Transportsubstanzen spielen dabei wichtige Rollen. Sie werden von Enzymen bewerkstelligt, von Eiweißstoffen, die Vorgänge in Gang halten, ohne sich selbst dabei zu verbrauchen. Man nennt sie deshalb auch Biokatalysatoren.

In einem ersten Schritt (Phase I) werden Gifte durch Enzyme wie Cytochrom-Oxidasen entschärft und in einen wasserlöslichen Zustand überführt, wobei viele aggressive Sauerstoffradikale entstehen. Nur wenn dagegen ausreichend wirksame Antioxidantien wie Vitamin C zur Verfügung stehen, können die Leberzellen dem Angriff der Radikale widerstehen.

In einem zweiten Schritt (Phase II) binden Enzyme die entschärften Gifte dann an Aminosäuren oder Schwefelsäuren, was sie transportfähig macht und sie mit dem Blut zu den Nieren oder mit der Gallenflüssigkeit zum Darm bewegen lässt. Dort werden sie dann ausgeschieden.

Neben dem Vorhandensein von ausreichend Antioxidantien müssen für eine gut funktionierende Entgiftung beide Phasen (I und II) im Gleichschritt ablaufen. Andernfalls nehmen die Leberzellen Schaden, was immer der Fall ist, wenn zu viele Gifte, wie zum Beispiel größere Mengen Alkohol, auf sie einstürmen.

Was der Leber hilft

Es gibt viele Lebensmittelbestandteile und auch Präparate, die die Leber bei ihrer Entgiftungsarbeit unterstützen. Das sind vor allem antioxidative Stoffe

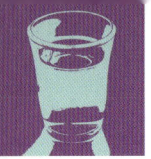

Verdauungsgifte wie Phenol beziehungsweise Parakresol werden in der Leber von Enzymen erst an Schwefelsäure und dann an basisch wirkende Alkali wie Natrium- oder Kaliumkarbonat gebunden, um anschließend mit dem Harn ausgeschieden zu werden.

wie die Vitamine A, B, C, E, das Spurenelement Selen, Flavonoide oder körpereigene Radikalfänger wie Alpha-Liponsäure oder Glutathion, die es auch als Nahrungsergänzungsmittel gibt. Sie bekämpfen unter anderem freie Radikale, die verstärkt in der Phase I der Leberentgiftung auftreten.

Die Natur hat uns auch viele Pflanzenstoffe geschenkt, die die Entgiftungsleistung beziehungsweise den Leberstoffwechsel direkt fördern. Brokkoli enthält zum Beispiel Sulforaphan, das die Enzyme der Entgiftungsphase II in der Leber aktiviert. Mariendistel wartet mit einer Substanz auf, die die Leberzellen vor Schädigungen durch Gifte schützt. Artischockenblätter wiederum enthalten Choleretika, die die Leberzellen zur Produktion von Gallenflüssigkeit anregen und so den Abtransport von Giften erleichtern. Letzteres erreicht man auch mit Leber-Gallen-Tees.

Klärwerk Niere

Unsere beiden Nieren in der hinteren Bauchwand sind eine Filterstation, durch die etwa 350 mal pro Tag das gesamte Blut unseres Körpers geschleust wird. Jede Niere enthält 1 bis 1,3 Millionen winzige Nierenkörperchen, die Glomeruli, die als Filter dienen. Erst wird aus dem Blut der „Primärharn" gefiltert, der neben Schadstoffen auch noch verwertbare Zuckerteilchen, Aminosäuren oder Vitamine enthält. Er wird dann durch die mikroskopisch kleinen Nierenröhrchen, die Tubuli, geführt, wo feinste Blutgefäße den Großteil der Flüssigkeit und die darin enthaltenen Nährstoffe aufsau-

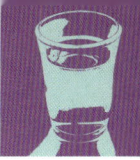

Was der Niere gut tut

→ Ausreichend Flüssigkeit

→ Wärme (Vorsicht beim Sitzen auf kalten Steinböden!)

→ Zu niedriger, aber auch zu hoher Blutdruck können die Nieren genauso schädigen wie Störungen im Zuckerstoffwechsel. Dazu den Arzt befragen.

→ Nieren-Blasen-Tees (auch Fenchel-, Brennnesseltee) regen die Harnbildung an.

→ Spargel, Fenchel, Weißkohl und Zwiebeln haben eine harntreibende Wirkung.

gen. Nur etwa 1 Prozent des Primärharns gelangt über die Harnleiter in die Blase, wo sich täglich ein bis zwei Liter Urin sammeln, die in mehreren Entleerungen über die Harnröhre abgegeben werden. Dabei verlassen viele Endprodukte des Stoffwechsels und ausscheidungspflichtige Gifte den Körper, wie

→ Harnstoff, Harnsäure, überschüssige Mineralsalze, Säuren, Phenole, Kresole, Tyrosin,

→ Medikamenten- oder Drogenrückstände, Nikotin,

→ Arsen, Cadmium, Quecksilber, PCP, PAK u. a.

Ausatmen reinigt

Die Luft, die wir einatmen, besteht zu etwa 20 Prozent aus Sauerstoff, 80 Prozent Stickstoff und zu geringen Mengen aus Edelgasen und Luftschadstoffen. Dieses Gemisch gelangt über Luftröhre und Bronchien in den linken und rechten Lungenflügel. Dort werden die Sauerstoffmoleküle in 400 Millionen Lungenbläschen (Alveolen) an rote Blutkörperchen gebunden und anschließend im Organismus verteilt.

Der Sauerstoff wird im Rahmen der sogenannten „inneren Atmung" in die Körperzellen geschleust. In den Mitochondrien, den Kraftwerken der

In seltenen Fällen haben Menschen, von Geburt an drei Nieren. Auf der anderen Seite beweisen Nierenspenden, dass man auch mit einer einzigen Niere zurechtkommen kann.

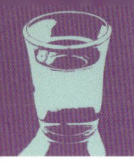

Zellen, dient er der Energiegewinnung. Er wird bei der Verbrennung von Zucker oder Fett gebraucht. Als Abfallstoff entsteht dabei Kohlendioxid. Es wird mit dem Blut zur Lunge geschafft und dort abgeatmet. Die Luft, die wir ausatmen, besteht zu 3 bis 4,5 Prozent aus diesem Kohlendioxid, 16 bis 17,5 Prozent Sauerstoff und den ungenutzten 80 Prozent Stickstoff und sonstigen Luftbestandteilen.

Über die Lunge können neben Kohlendioxid auch andere gasförmige Stoffwechselgifte abgeatmet werden, etwa Quecksilberdämpfe oder Aldehyde. Mit dem Blut können auch Giftstoffe aus dem Körperinneren in die Alveolen gelangen, ihre Wände porös machen und dann in die Bronchien kommen. Dort werden sie von Flimmerhärchen weiter nach oben geschoben und schließlich ausgehustet.

Die Haut entschlacken

Ein angenehmer, hilfsbereiter Mensch wird mancherorts „gute Haut" genannt. Vielleicht geht diese Bezeichnung auf die Entgiftungsfunktion des zwei Quadratmeter großen Oberflächenorgans zurück. Denn wer sich über

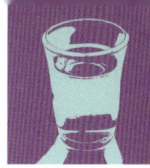

die Haut wirksam von Stoffwechselabfällen befreit, hat keinen Grund, „herumzugiften" und Übellaunigkeit zu verbreiten. So ein Verhalten beruht ja nicht selten auf Missempfindungen, die von zu vielen Giftstoffen und Schlacken im Organismus herrühren. Und die Haut leistet einen beträchtlichen Anteil am innerkörperlichen Reinigungsprozess.

Die „dritte Niere"

Die Instrumente, mit denen die Haut Giftstoffe aus dem Körper schafft, sind Schweiß- und Talgdrüsen. Die Haut besteht aus drei Schichten, außen die Oberhaut (Epidermis), in der Mitte die Lederhaut (Corium) und darunter das Unterhautzellgewebe (Subcutis). Die Schweißdrüsen haben ein knäuelartiges Drüsenende, das tief in die Lederhaut, manchmal bis in die Subcutis hinabreicht. Sie stehen in Kontakt zu haarfeinen Blutgefäßen, über die ausscheidungspflichtige Schadstoffe herantransportiert werden. Entnehmen die Drüsen dem Blut Wasser zur Schweißproduktion, gelangen damit auch Schadstoffe in den Schweiß, die anschließend nach außen verfrachtet werden. Ein halber Liter Wasser verdunstet täglich über die Haut. Wenn man stark schwitzt, verlassen sogar mehrere Liter den Körper und damit auch viele Giftstoffe wie Harnstoff, Harnsäure, Ammoniak, Ameisensäure, Essigsäure, Milchsäure, Salze, Umweltschadstoffe oder krankheitsbedingte Stoffwechselprodukte.

Bei einigen ernsten Nierenerkrankungen werden sogar Giftstoffe über die Schweißdrüsen der Haut nach außen verfrachtet, die normalerweise mit dem Harn abgegeben werden. Das führt dann zu einer spürbaren Entlastung der Nieren und zur Bezeichnung „dritte Niere" für die Haut.

In der Lederhaut sind auch viele Talgdrüsen, entweder am Haarausgang oder ohne Berührung mit den Haaren, die Haarfett absondern. Auch mit diesem Fett entledigt sich der Körper unerwünschter Substanzen wie beispielsweise arzneiliche Stoffe (Jod, Antipyrin, Salicylsäure) oder Umweltlasten (Quecksilber, Blei) und Darmgifte.

Indirekte Entgiftung

Der bedeutendste Beitrag, den die Haut zur allgemeinen Entgiftung des Organismus leistet, findet sich nicht direkt auf der Haut beziehungsweise

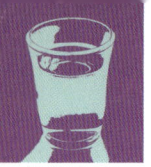

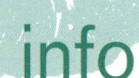

Was der Haut guttut

→ Jede Art von Sport und Bewegung

→ Kräftig schwitzen (Sauna, Wärmebäder, heiße Wickel, warme Kleidung bei Bewegungsübungen)

→ Schwitztee von Holunderblüten

→ Kneippsche Wechselbäder, Wechselduschen

→ Trockenbürsten

→ Wenig tierische Fette essen

→ Viel vitaminreiches Obst und Gemüse

→ Entwässernde Lebensmittel wie Spargel, Kartoffeln, Rettich

→ Systematische Hautpflege, Ölmassagen

→ Sonnenschutz!

info

Wer regelmäßig Medikamente einnehmen muss, die ein Ausscheidungsorgan schädigen können (die meisten Schmerzmittel gehen zum Beispiel auf die Nieren), sollte den Arzt nach einem anderen Wirkstoff befragen, um nicht immer mit der gleichen Substanz „in dieselbe Kerbe zu schlagen".

in Schweiß oder Talg, sondern erstaunlicherweise in den Ausscheidungen über Nieren und Harn. Die Zellen der Schweißdrüsen beziehen die nötige Flüssigkeit für die Schweißproduktion aus dem Blut, genauer gesagt dem Blutplasma, das zu 90 Prozent aus Wasser besteht. Das Blut verdickt sich dadurch vorübergehend. Dies gleicht der Organismus binnen Kurzem aus, indem er das Blut mit Flüssigkeit auffüllt, die in den Geweben gespeichert ist. Die Flüssigkeit stammt vorwiegend aus den Zellzwischenräumen, wo sich auch Umweltgifte, Schlackenstoffe, Zellabfälle oder zum Beispiel Säurebildner von zu eiweißreicher Kost finden. Diese unerwünschten Substanzen werden durch den Prozess der Schweißbildung aufgewirbelt und mit dem Blut der Ausscheidung über Nieren und Harn zugeführt.

Die reinigende Kraft des Fastens

Die Ursprünge des Fastens reichen sehr weit zurück und sind teils religiös, teils aus der Not geboren. Fasten, das in früheren Zeiten mitunter zwangs-

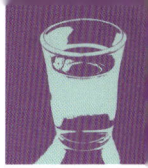

weise auf eine mangelhafte Versorgung mit Nahrung zurückging, erwies sich anschließend nicht selten als Segen, empfand man doch wieder mehr Freude an den leiblichen Genüssen und fühlte sich darüber hinaus auch gesünder. Dies konnte etwa von dem Arzt Dr. Ralph Bircher an Naturvölkern wie den Hunzas beobachtet werden, die trotz oder – besser gesagt – wegen gelegentlicher Hungerzeiten keine der heute üblichen Zivilisationskrankheiten kannten.

Das religiöse Fasten wiederum geht unter anderem auf die Vorstellung von einer seelischen Läuterung zurück. Dies hat sicherlich mit der Erfahrung zu tun, die jeder beim Fasten machen kann, dass man eine seelische Bereicherung erfährt, ein Mehr an Selbsterkenntnis und psychischer Kraft.

Aus solchen rudimentären Fastenformen wurde dann das medizinische Heilfasten entwickelt, mit dem man Krankheiten wirksam kuriert. Fasten als Therapie bei Verschlackungen, Verdauungs- und Leberstörungen, Milz- und Hautkrankheiten, Verschleimungen und Übergewicht ist immerhin seit der Antike bekannt. Von Hippokrates von Kos (460 – 375 v. Chr.) ist zum Beispiel die Aussage überliefert: „Die vornehmste und wirkungsvollste Art, euren inneren Arzt wirken zu lassen, besteht im Weglassen aller Nahrung."

Warum Tage der Enthaltsamkeit so viel Gutes bringen, hat mit der Entgiftung des Organismus zu tun. Fasten ist der Königsweg der Tiefenreinigung. Es öffnet die Pforten des innerkörperlichen Saubermachens und sorgt dafür, dass sie möglichst lange durchlässig bleiben. Das hält gesund, schafft auch in seelischer Hinsicht Ordnung und hilft denen, die noch keine Beschwerden haben, Krankheiten und Übergewicht vorzubeugen und ganz allgemein das Befinden zu verbessern.

Nur 5 Prozent weniger – und wie neugeboren

Normalerweise erhält der Organismus seine Energie aus der Zufuhr und der Verwertung von Nährstoffen. Beim Fasten erfolgt eine Umschaltung auf den Abbau von Reserven, auf die sogenannte „innere Ernährung". Dabei werden in der ersten Zeit nicht etwa Muskeln, Nerven oder gar lebenswichtige Organe angetastet, sondern nur unerwünschte Ablagerungen und Belastendes, was in den Körperflüssigkeiten, im Gewebe und in den

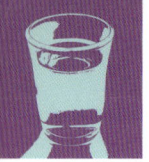

info

5 Prozent seiner Masse scheint der Körper innerhalb einiger Fastentage bereitwillig abzugeben. Danach gibt es einen Stillstand, was den Gewichtsverlust betrifft. Der Organismus schaltet dann rigoros auf Sparflamme und der sogenannte Grundumsatz sinkt. Das heißt, für die absolut nötigen körperlichen Funktionen (Atmung, Erwärmung, Blutkreislauf) wird so wenig Energie wie möglich aufgewendet. Es handelt sich dabei um eine innerkörperliche Vorsorgemaßnahme, falls die Fastenperiode noch länger andauern sollte. Wer abnimmt, braucht von da an etwas mehr Geduld und eine warme Jacke.

Fettzellen geparkt ist. Populärwissenschaftlich nennt man solche Substanzen auch „Schlacken".

Laut Otto Buchinger sen., einem der Väter des medizinischen Fastens, sind hierbei alle Substanzen angesprochen, „die im Zellenstaat eine störende, kränkelnde Rolle spielen". In seiner drastischen Ausdrucksweise spricht er von „pathologischen Ausschwitzungen, alten Schwarten, Ablagerungen, Fremdstoffen, Eitrigem, Schwachem, irgendwie Belastendem". Der Körper greift dieses „krankhafte Material" auf und setzt es so weit wie möglich in Energie um, allerdings nur, wenn von außen kaum Nahrung zugeführt wird, also keine neuen Energiequellen zur Verfügung stehen.

Erneuerung von Zellen und Geweben

Die Professoren K. Lang und O. Ranke machten vor allem den Wert des Fastens für gesunde Menschen zum Gegenstand ihrer Forschungen. Sie fanden heraus, dass während einer Fastenperiode idealerweise etwa 5 Prozent „minderwertiges" Zellmaterial abgebaut und den starken Zellen praktisch als Nahrung zur Verfügung gestellt werden sollte.

Die nach einer Fastenperiode übrig gebliebenen Zellen sind dann „höherwertig" und damit leistungsfähiger als zuvor, und das gilt auch für den ganzen Menschen. So macht Fasten auch für Gesunde Sinn, weil der Organismus im Ganzen gekräftigt und widerstandsfähiger wird. Richtiges Fasten und Entschlacken bedingt eine allumfassende Zell- und Gewebserneuerung und kann uns von Kopf bis Fuß erfrischen und sichtbar verjüngen. Wer gesund ist und, nehmen wir an, 70 Kilogramm wiegt, sollte demnach 3,5 Kilo, das sind die besagten 5 Prozent, durch Fasten abschmelzen. Dann hat man das Allerbeste getan, um die Gesundheit zu stärken und Krankheiten vorzubeugen. Bei Übergewichtigen dürfen und sollen die Werte

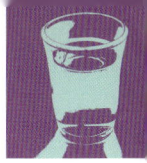

durchaus etwas höher liegen, wobei in so einem Fall die Inanspruchnahme ärztlicher Betreuung beim Fasten anzuraten ist.

Die eigentliche Entgiftung

Tiefenreinigung setzt im Organismus erst ein, wenn der Nachschub an Nährstoffen ausbleibt. Der Körper beginnt dann, alle leicht verfügbaren Vorräte heranzuziehen, die ihm noch als Nahrung dienen könnten. Zu den inneren Reserven zählen Kohlenhydratdepots in Leber und Muskulatur, im Blut kreisende überflüssige Fette sowie fettige Rückstände an Gefäßwänden, solange sie noch nicht zu „Verkalkungen" verhärtet sind. Ein ähnliches Schicksal ereilt auch Eiweißreste, die sich im Blut und in der Zellzwischenraumflüssigkeit tummeln und die zur Säurebildung beitragen. Sie werden jetzt verwertet und ihre Reste über die Nieren ausgeschieden, ein Säure-Basen-Gleichgewicht wird angestrebt.

Dabei hilft, dass beim Fasten kaum säurebildende Nahrungsmittel verzehrt werden, dafür viele basische Mineralien in Form von Gemüsebrühen, Mineralstoffpräparaten oder Basenpulver, die Säuren wirkungsvoll neutralisieren, auch die, die beim Fasten erst anfallen. Mittels viel Trinkflüssigkeit werden die Säuren verdünnt und aus dem Organismus geschwemmt. Dies gilt auch für viele in wässrigem Milieu lösliche Giftstoffe, die sich in den Körperflüssigkeiten finden wie Bleisalze oder das gefährliche Cadmium.

Überflüssige Depots werden aufgelöst

Wenn dieser erste Schritt der Reinigungsprozedur vollzogen ist, nimmt sich der Organismus die Energie, die er braucht, aus den Reservedepots, speziell natürlich den Fettzellen. Dabei lösen sich auch darin geparkte Schlacken und Umweltgifte und verlassen über die großen Ausscheidungssysteme Darm, Nieren, Lunge und Haut den Körper. Dies betrifft alle fettlöslichen beziehungsweise in den Fettgeweben gespeicherten Schwermetalle wie Blei, Kupfer, Quecksilber oder Methylquecksilber, Chemikalien wie PCP, PCB oder Dioxine und viele andere Schadstoffe, die aus der Luftverschmutzung, belastetem Hausstaub oder anderen Quellen stammen.

Kochsalzüberschüsse schmelzen beim Fasten ebenfalls dahin. Da Salz Wasser in den Geweben bindet, kommt es zu einer deutlichen Entwässerung.

Otto Buchinger sagte über die innerkörperlichen Geschehnisse beim Fasten: „Kranke, blockierte Gewebe werden zuerst erfasst, Überschüssiges wie Fettgewebe wird in der Folge angegriffen und wichtige Eiweißkörper zuletzt."

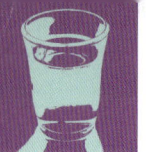

Deshalb wirkt man nicht nur schlanker, sondern auch straffer. Dass sich eine Entgiftung vollzieht, erkennt man an den typischen Fastenreaktionen wie stärker riechendem Schweiß, Mundgeruch, einer belegten Zunge oder dunklerem Urin. Diese Erscheinungen (von Buchinger als „mannigfaltige Ekeldüfte" bezeichnet) lassen aber nach, sobald die hauptsächliche Giftflut den Körper verlassen hat.

Dem metabolischen Syndrom begegnen

Schon einzelne Detox-Tage fördern die Produktion von Wachstumshormonen, die zellerneuernd und verjüngend wirken.

Mediziner verwenden den Begriff „metabolisches Syndrom" (metabolisch = im Stoffwechsel entstanden), wenn mehrere Erscheinungen gleichzeitig auftreten: Übergewicht, zu hoher Blutzucker- und Insulinspiegel, zu hoher Blutdruck, erhöhte Blutfettwerte und Gefäßverengungen. Sie können die Ursache sein für Diabetes mellitus Typ II (Alterszucker), Herzinfarkt, Schlaganfall und viele Arten von Stoffwechselerkrankungen. Durch Fasten lassen sich die einzelnen Symptome bessern und dem metabolischen Syndrom im Ganzen wird der Nährboden entzogen. Sowohl spezielle Diäten als auch gelegentliche Fastenzeiten sowie ein regelmäßiges Bewegungsprogramm beugen dem metabolischen Syndrom vor. Das ist wissenschaftlich erwiesen.

Den Blutzucker regulieren

Eine Woche Fasten kann erhöhte Blutzuckerwerte (Nüchternblutzucker) von beispielsweise 170 Milligramm/Deziliter Blut auf erwünschte Normalwerte zwischen 70 und 110 bringen. Mit Fasten, der richtigen Folgeernährung und reichlich Bewegung kann man den Alterszucker besiegen, auf jeden Fall aber vorbeugend vermeiden. Bei fortgeschrittenem Alterszucker sollte man nur mit ärztlicher Begleitung fasten.

Den Blutdruck senken

Jede Art von Bluthochdruck spricht auf eine Fastenbehandlung gut an. Dafür gibt es mehrere Gründe: Fasten verbessert die Nierendurchblutung und reguliert die Hormone des Wasserhaushalts. Das entwässert den Organismus und schwemmt reichlich Kochsalz aus, das bei erblich Vorbelasteten für erhöhte Blutdruckwerte mit verantwortlich ist.

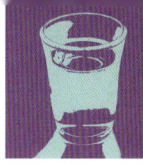

Eine Rolle spielt auch die beruhigende Wirkung des Fastens, die einen Ausgleich im vegetativen Nervensystem erzielt. Unterstützend wirken alle Arten von Entspannungstechniken und ein maßvolles Bewegungsprogramm.

Zur Erinnerung

Für 30- bis 40-jährige Frauen gelten Blutdruckwerte von 125 bis 135 (systolisch) zu 80 bis 85 (diastolisch) als gesund. Mit zunehmendem Alter dürfen auch die Werte etwas höher werden.

Gewicht verlieren

Die Gewichtsabnahme ist an den ersten beiden Fastentagen am größten und kann in Einzelfällen sogar bis zu zwei Kilo täglich betragen, was aber vorwiegend auf Entwässerungen und die Darmentleerung zurückzuführen ist. Danach verlieren Männer im Durchschnitt 300 bis 500 Gramm pro Tag, Frauen zwischen 200 und 400 Gramm. Beim Nahrungsaufbau müssen Sie wegen der Darmfüllung dann wieder mit einem Kilo mehr rechnen.
Übrigens ist eine Kalorienreduzierung die wichtigste wissenschaftlich untermauerte Maßnahme, um das Leben zu verlängern!

Cholesterin senken, die Gefäße schützen

Fasten senkt die Triglyzerid- sowie zu hohe LDL-Cholesterinwerte. Vor allem die fettigen LDL-Partikel können sich im Fall einer Schädigung durch freie Radikale (Oxidation) an den Arterieninnenwänden festsetzen, was mit der Zeit zu Gefäßverengungen und sogar -verschlüssen führen kann. Durch rechtzeitige Fastenmaßnahmen wird solchen Prozessen schon im Vorfeld die Grundlage entzogen. Dies hat auch mit der blutdrucksenkenden Wirkung des Fastens zu tun. Dadurch verringert sich die Gefahr von Mikroverletzungen an den Arterieninnenwänden. Exakt an solchen Stellen machen aber die LDL-Teilchen gerne fest und bilden bei der Oxidation durch freie Radikale narbenähnliche Plaques, die zu Gefäßblockaden werden können.

Mit Fasten den Darm reinigen

Da während des Fastens nur Flüssiges oder leicht Verdauliches gegessen wird, kommt es auf natürliche Weise zu einer Entlastung der Verdauungsorgane, die sich nun ein Stück weit regenerieren können. Weil sie eine Zeit

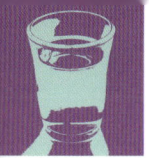

lang keine Nährstoffe umsetzen müssen, können sie sich jetzt ihrer zweiten Aufgabe, der Ausscheidung von Stoffwechselabfällen und Giftstoffen, besser widmen. Neben dem Nahrungsverzicht sind Darmreinigungsmaßnahmen (Bittersalz oder Einläufe) unbedingt nötig. Dadurch werden hartnäckige Rückstände aus dem Darm geführt, Übersäuerungen ausgeglichen sowie bakterielle Fehlbesiedelungen in der Darmflora beseitigt. Giftstoffbelastungen aufgrund ungesunder Verdauungsverhältnisse werden beseitigt. Beschwerden wie Durchfälle, Verstopfungen, Magen- und Darmschleimhautentzündungen können ausheilen.

Die spätere vorgestellte Kurwoche (Seite 101ff.) ist die ideale Zeiteinheit für eine wirkungsvolle Fastenmaßnahme unter eigener Regie, die auch mehrmals im Jahr wiederholt werden kann.

Die Leberwerte verbessern

Mit jedem Tag Fasten sinken die Leberwerte im Blut. Das ist ein untrügliches Anzeichen dafür, dass weniger Giftstoffe auf die Leber einstürmen, die Belastung im Körper kontinuierlich abnimmt. Einer dieser Laborparameter nennt sich Gamma-GT. Erhöhtes Gamma-GT von beispielsweise 60 Unit/Liter (U/l) geht durch nur eine Fastenwoche auf unter 40 zurück und kann mit zehn Fastentagen sogar auf Idealwerte um 20 gebracht werden.

Die Wachstumshormone ankurbeln

Wachstumshormone (HGH = Human Growth Hormon) wie beispielsweise Somatotropin im Organismus können als Schlüssel zu Fitness, Muskelwachstum und Fettabbau angesehen werden. Jugendliche haben davon bis zu 800, Erwachsene nur noch um 400 Mikrogramm im Blut. Durch Stress, Übergewicht, hohe Blutfettwerte oder auch Fehlfunktionen der Schilddrüse sinken die Werte zusätzlich ab.

Fasten vermag den Spiegel auf sanfte Weise anzuheben. Endokrinologen haben herausgefunden, dass schon ein verlängertes Nachtfasten – wenn von 19 Uhr abends bis 9 Uhr morgens keine Kalorien aufgenommen werden – den HGH-Spiegel erhöht. Mit der Zeit stärkt das die Muskeln, das Gedächtnis, die Libido und der Bauchumfang wird auch kleiner.

Wer seinen HGH-Spiegel durch gelegentliches Fasten und körperliche Aktivitäten anhebt, kann das Älterwerden um Jahre hinauszögern. Kraftübungen, bei denen man die Muskeln anspannen muss, sind hierbei am effektivsten, wie Kniebeugen, die man lange in der halben Hocke hält.

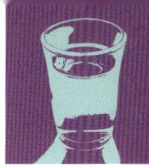

→ Übergewicht wird abgebaut. Bindegewebe wird gestrafft und entwässert.

→ Der Darm wird entlastet und gereinigt, das Aufkommen an Verdauungsgiften wird stark verringert, die Leber kann sich regenerieren.

→ Eiweißreste in Blut und Bindegewebsflüssigkeit werden abgebaut, was Übersäuerungen verhindert.

→ An Eiweiß gebundene oder im Fettgewebe abgelagerte Schadstoffe werden ausgeleitet. Viele krebserregende Substanzen wie Schwermetalle oder Umweltchemikalien werden aus dem Körper geschafft.

→ Der Blutdruck sinkt und es entstehen weniger freie Radikale, beides nützt der Gefäßgesundheit und dem Wohlbefinden.

→ Die Gefäße werden von Ablagerungen (Blutfetten, cholesterin-haltigen Anhaftungen) befreit, was arteriosklerotischen Prozessen (Gefäßverengungen oder -verschlüssen) vorbeugt.

→ Der Insulinspiegel im Blut sinkt, Altersdiabetes wird vorgebeugt.

→ Wachstumshormone (HGH), die für Spannkraft und lang anhaltende Jugendlichkeit sorgen, nehmen zu.

→ Fasten führt zu vertiefter Selbsterfahrung und erhöhter Aufmerksamkeit gegenüber allem, was einem schaden könnte.

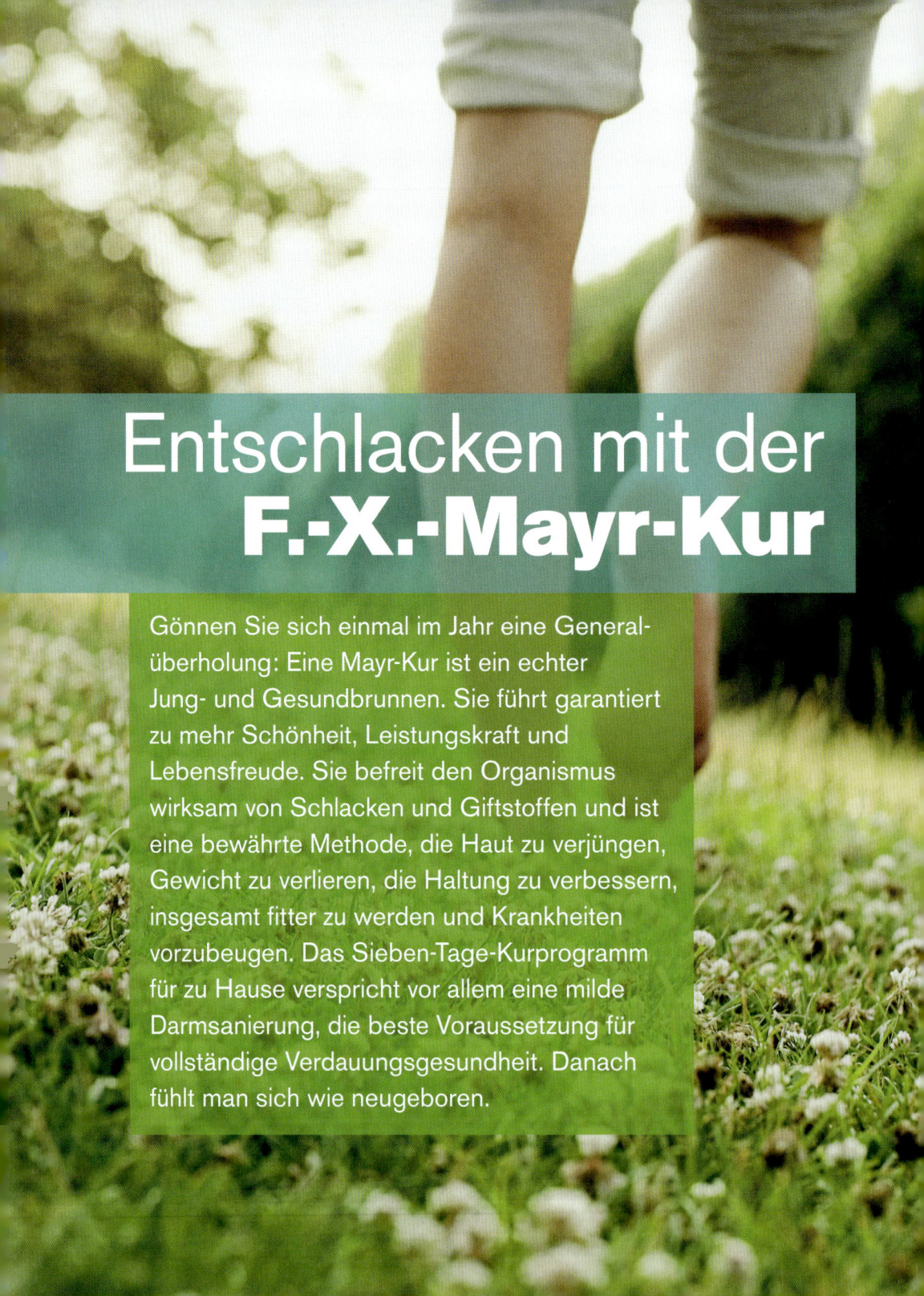

Entschlacken mit der
F.-X.-Mayr-Kur

Gönnen Sie sich einmal im Jahr eine Generalüberholung: Eine Mayr-Kur ist ein echter
Jung- und Gesundbrunnen. Sie führt garantiert
zu mehr Schönheit, Leistungskraft und
Lebensfreude. Sie befreit den Organismus
wirksam von Schlacken und Giftstoffen und ist
eine bewährte Methode, die Haut zu verjüngen,
Gewicht zu verlieren, die Haltung zu verbessern,
insgesamt fitter zu werden und Krankheiten
vorzubeugen. Das Sieben-Tage-Kurprogramm
für zu Hause verspricht vor allem eine milde
Darmsanierung, die beste Voraussetzung für
vollständige Verdauungsgesundheit. Danach
fühlt man sich wie neugeboren.

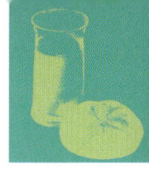

Von der „Rosskur" zum sanften Fasten

Eine der klassischen Fastenkuren ist die Mayr-Kur mit Milch und altbackenen Semmeln. Ihr Schöpfer ist der österreichische Arzt Dr. Franz Xaver Mayr. Seine Therapieform geht auf die Zeit des Ersten Weltkriegs zurück, in der er als Stabsarzt in einem Feldlazarett tätig war. Damals stand den Verletzten oft nur Weißbrot, Milch und Haferschleim als Verpflegung zur Verfügung. Mayr bemerkte jedoch, dass mit dieser beschränkten Kriegskost vielen gesundheitlichen Problemen praktisch der Nährboden entzogen wurde, insbesondere jeder Art von Verdauungsstörung, aber auch unklaren Beschwerden wie zum Beispiel Hautproblemen, Kopfschmerzen oder rheumatischen Erkrankungen. Mayrs frühe Vermutung, dass eine Reihe von Krankheiten, die man auf Anhieb gar nicht mit Störungen im Magen-Darm-Bereich in Verbindung bringen würde, letztlich auf eine mangelhaft funktionierende Verdauung zurückgeht, sollte sich alsbald bestätigen.

Von der Nulldiät zu Milch mit Semmeln

Später als Kurarzt in St. Radegund und Karlsbad setzte Mayr die in Kriegszeiten gewonnene Einsicht erst einmal so rigoros in die Tat um, dass er seine Patienten konsequent auf kalorienfreie Kräutertees und Wasser setzte, wenn nötig, über viele Wochen hinweg. Sobald die Beschwerden dann „abgefastet" waren, schickte er die Geheilten ohne umständliche Nahrungsaufbauphase wieder heim.

Erst in der Folgezeit, als Mayr in Wien praktizierte, musste er einsehen, dass wochenlanges strenges Vollfasten die im Berufsleben stehenden Städter schlichtweg überforderte. So entstand die schonende Form des Fastens mit Milch und speziell abgelagerten Semmeln, den berühmten „Kursemmeln". Das ausgiebige Kauen dieser Fastenspeise sollte auch eine Art Training darstellen, um eine der Verdauungsgesundheit förderliche Essweise einzuüben, denn Mayr hatte erkannt, dass die Art und Weise der Nahrungsaufnahme wesentlichen Einfluss auf das optimale Funktionieren des Magen-Darm-Traktes hat.

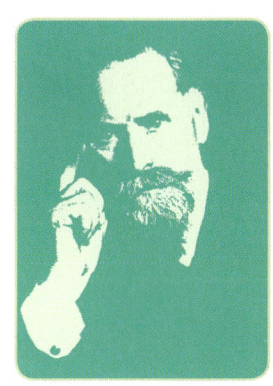

Dr. Franz Xaver Mayr (1875–1965)

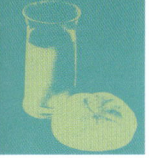

Mit den Jahren entwickelte sich das „Mayern" dann weiter zu einem kompletten Programm mit professionellen Bauchmassagen, täglichen Darmreinigungsmaßnahmen durch Bittersalz sowie regelmäßigen Bewegungs- und Entspannungsübungen.

Die nunmehr ausgereifte Kurform bezog auch die Erfahrung mit ein, dass das Fasten sanft auszuklingen und der Übergang zur normalen Ernährung fließend zu erfolgen hat. Erst so kann der Fastenerfolg auch im Alltag länger Bestand haben.

Fasten im Wandel

In ihrem Kern hat sich die Mayr-Kur über Jahrzehnte hinweg bewährt und auch im Wesentlichen erhalten. Allerdings wollte der Fastenarzt die von ihm entwickelte Therapieform nicht als unumstößliches Gesetz verstanden wissen.

Er wies seine Schüler im Gegenteil dazu an, stets aufs Neue zu prüfen, ob sein Konzept den fortschreitenden schulmedizinischen und ernährungsphysiologischen Möglichkeiten und Erkenntnissen noch standhielte. So wurden im Laufe der Zeit einige Modifikationen vorgenommen, die auch den sich wandelnden Ansprüchen und Lebensumständen der Patienten Rechnung trugen. Man erweiterte und bereicherte die erfolgreiche Kur um ergänzende Anwendungen, Diätempfehlungen und medizinische Techniken.

Beispielsweise hat man die vormals reinen Trinktage (mit Kräutertees, Mineralwässern und Gemüsebrühe) als Kurauftakt durch eine sanfte, besonders verdauungsfreundliche Diät ersetzt. Es hatte sich herausgestellt, dass manchen Kurgästen, die an reichhaltiges Tafeln gewöhnt waren, der strikte Übergang zur rein flüssigen Ernährung recht schwerfiel. Es kam zu Abbrüchen, oft gerade bei jenen Personen, die eine Kur dringend gebraucht hätten.

Mit einer gemäßigten Vorkur, in der sich der Magen schon einmal etwas verkleinert, gab es bei den sich anschließenden Milch-Semmel-Tagen keine Durchhalteprobleme mehr. Die Kur endet dann, wie sie begonnen hat mit verdauungsfördernder Schonkost, die einen sanften Übergang zur normalen, vollwertigen Ernährung wiederherstellt.

Dinkel bevorzugt

Über Jahrzehnte war die Mayr'sche Kursemmel eine einfache Semmel aus nährstoffarmem Weizenmehl. Sie ist quellfähig, leicht verdaulich und stellt von daher die ideale Schonkost dar. In einer bestimmten Weise gelagert, bekommt sie die gewünschte leicht zähe und trockene Beschaffenheit, die zum Einüben des richtigen Kauens und Einspeichelns von Vorteil ist. Allerdings macht so ein Weißmehlbrötchen in ernährungsphysiologischer Hinsicht nicht gerade viel her. Deshalb bevorzugen viele Kurbetriebe heute stattdessen Vollwert-Dinkelbrötchen, wie sie in Biosupermärkten und Reformhäusern angeboten werden.

Dinkel ist eine alte Kulturpflanze, ein Vorläufer des Weizens, der in ernährungsbewussten Kreisen eine Renaissance erlebt hat. Die Dinkelsemmel bietet neben wertvolleren Inhaltsstoffen auch den Vorteil, dass sie weitgehend basisch verstoffwechselt wird. Übliche Weizenprodukte aus Auszugsmehlen hingegen sind leicht säurebildend. Wer Dinkelbrötchen bekommen kann, sollte sie aus diesem Grund bevorzugen. Ist keine entsprechende Backstube in der Nähe, bleibt man bei der bewährten Weißmehlsemmel. Wichtig ist, sich einmal zu entscheiden und dann bei der gewählten Semmelart zu verweilen. Das hat mit dem Mayr'schen Grundsatz der Monotonie zu tun, von dem noch kurz die Rede sein wird.

Basenbrühe

Bei der alten Mayr-Kur wurden morgens, mittags und abends gleichermaßen Kursemmeln verzehrt. Inzwischen gibt es als Mittagsmahlzeit zusätzlich eine klare Gemüsebrühe ohne Einlage. Diese Basenbrühe ist, wie der Name schon sagt, reich an basischen Substanzen und wirkt damit der Übersäuerung von Blut und Geweben beim Fasten entgegen. Auch mag der ernährungspsychologische Aspekt eines Tellers mit warmer Suppe eine Rolle spielen.

Kleine Eiweißmengen

Auch bei größeren Mayr-Kuren gibt es heute nur noch einige wenige Fastentage, an denen es ausschließlich Milch und Semmeln und mittags klare Brühe gibt. Danach wird regelmäßig zusätzlich noch ein wenig Eiweiß verabreicht, morgens und mittags jeweils 30 Gramm magerer Weichkäse, Tofu, Mozzarella oder Quark. Der Organismus schaltet dann weniger rigoros auf Sparflamme um, wie das etwa bei Milch, Semmeln und Brühe der Fall ist. Schon das bisschen Eiweiß verhindert, dass der Körper eine Art strenges Notprogramm fährt, das die Fettschmelze und damit auch die Entgiftung deutlich verlangsamen würde.

Ein wichtiger Zusatznutzen: 60 Gramm hochwertiges Eiweiß am Tag beugt dem Muskelabbau vor, der sich bei längerer Fastendauer einstellen könnte. Das ist auch einer der Gründe, weshalb sportliche Betätigung beim Fasten so wichtig ist. Beanspruchte Muskeln verlieren nicht so leicht an Masse. Die zusätzliche Eiweißgabe ist auch für die Produktion fettabbauender Hormone, die Nerven und das Gedächtnis von Vorteil.

Basenpulver

Bei allen Mayr-Kuren wird heutzutage dreimal täglich Basenpulver verabreicht. Dabei handelt es sich um eine Zusammenstellung ausgewählter Mineralstoffe, die gezielt bei der Basenbildung unterstützen und Säuren im Organismus ausgleichen, auch jene, die durch die Fettschmelze beim Fasten erst anfallen. Das sind Fettsäuren, die gelöst werden, daneben aber auch andere ausscheidungspflichtige Säuren, die in die Gewebe verschoben und

Basenpulver nach Rauch

Natriumhydrogenkarbonat ($NaHCO_3$)	85 g
Kalziumkarbonat ($CaCO_3$)	60 g
Magnesiumcitrat (Mg.citric.)	20 g
Kaliumhydrogenkarbonat ($KHCO_3$)	10 g
Natriumphosphat (Na.phos.)	10 g

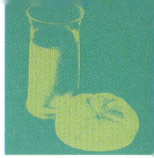

Zugaben bei der neuen F.-X.-Mayr-Kur

Vollwert-Dinkelbrötchen wirken basisch und sind gegenüber den Weizenbrötchen im Vorteil, die zu den Säurebildnern gehören.

Die klare Gemüsebrühe als Mittagsmahlzeit wirkt basisch und sorgt für ein warmes Bauchgefühl.

Kleine Eiweißmengen fördern Entgiftung und Fettschmelze und beugen dem Muskelabbau vor.

Basenpulver ist ein hervorragendes Mittel, um einen übersäuerten Organismus zu regulieren. Darin enthaltene Vitalstoffe halten den Fastenstoffwechsel optimal in Gang und beugen Mangelzuständen vor.

Natürliche Substanzen wie Leinsamen stärken an den Aufbautagen die Verdauungsleistung, binden Giftstoffe im Darm und treiben durch den hohen Ballaststoffanteil die Ausscheidung voran.

Ein Multimineralstoffpräparat beugt Mängeln an Kalium und Magnesium vor.

Das modifizierte sanfte Fasten, wie es heute praktiziert wird, ist nicht nur angenehmer und leichter durchzuhalten als die „Rosskuren" von einst. Es ist auch gesünder. Eine ähnliche Weiterentwicklung wie die Mayr-Kur haben praktisch alle Fastenarten vollzogen.

nicht richtig abgebaut waren. Auch überschüssige Gallensäuren, die jetzt, da keine Nahrung zur Verfügung steht, ungenutzt durch den Darm wandern, müssen neutralisiert werden.

So beugt das Basenpulver negativen Fastenerscheinungen wirksam vor und baut auch eine Art Alkalireserve auf, die eine neuerliche Übersäuerung eine Zeit lang erschwert. Fastenärzte empfehlen übrigens darüber hinaus noch, hoch dosierte Kalium- und Magnesiumpräparate einzunehmen, um Elektrolytverluste durch die häufigen Darmentleerungen beim Fasten auszugleichen.

Sie erhalten fertiges Basenpulver in der Apotheke (zum Beispiel Bullrich's Vital, Basica). Basenpulver nach Dr. Erich Rauch, dem bedeutendsten Mayr-Schüler, wird auf Wunsch gemischt.

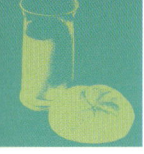

Die drei Mayr´schen S

Schonung, Säuberung und Schulung sind die drei Grundprinzipien, die als die Mayr´schen S bekannt geworden sind. Alle Punkte zusammen ergeben das Gesamtkonzept zur Großreinigung des Organismus und zur Wiederherstellung einer intakten Verdauung.

Schonung mit Milch und Semmeln

Die Mayr-Tage bedeuten eine maximale Schonung des Verdauungstraktes, ohne dass jedoch Versorgungsmängel auftreten. Möglich macht dies eine spezielle Heilkost aus circa drei Semmeln am Tag und einem viertel bis einem halben Liter Milch. Die einfachen Semmeln aus Weiß- oder Dinkelmehl nehmen die Verdauung kaum in Anspruch. Die Milch spendet wichtige Nährstoffe und entgiftet.

Das Prinzip der Schonung schließt auch eine bestimmte Gleichförmigkeit oder Monotonie mit ein. Die Verdauungsorgane sollen einmal ruhen und sich nur auf eine Speise einrichten müssen. Durch die Monotonie wird auch ein überreizter Geschmackssinn wieder beruhigt und empfänglich für feine Nuancen gemacht.

Nach F. X. Mayr ist man dann nach der Kur sensibilisiert für alle Arten denaturierter Speisen, für zu Salziges, zu Fettiges oder Überwürztes. Aus diesen Gründen wird gewünscht, dass man während der Kur bei den einmal gewählten Lebensmitteln bleibt und auch die Tagesabläufe möglichst uniform gestaltet.

Wer zum ersten Mal eine intensive Darmreinigung absolviert hat, ist in aller Regel erstaunt darüber, wie erleichtert, unbeschwert und befreit man sich danach fühlt.

Säuberung von Giftstoffen

Fasten verfolgt seit jeher das Ziel der inneren Reinigung. Das Mayrsche Prinzip der Säuberung umfasst zuerst die Reinigung des Darms mithilfe einer Bittersalzlösung (Magnesiumsulfat). Hartnäckige Ablagerungen an den Darmwänden, unerwünschte Bakterienbesiedelungen, Pilzbefall und mögliche Parasiten werden von der bitteren Lösung genauso ausgeschwemmt wie viele Arten von Giftstoffen und Säuren, die von solchem „Darmschmutz" ausgehen, wie F. X. Mayr das nannte. Der herbe Trank hat aber auch eine weitergehende Entgiftungsfunktion. Er regt beispielsweise die Gallenaus-

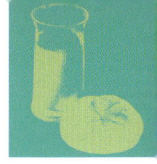

schüttung an, über die Abfallstoffe aus der Leber in den Darm verschoben werden.

Überhaupt schaltet die Darmreinigung den gesamten Körper auf Ausleitung und Ausscheidung um. Es ergeht das unmissverständliche Signal, im Moment nicht für die Aufnahme von Nährstoffen bereit zu sein, sondern Überflüssiges abzubauen. Neben der Darmreinigung bewirkt der zeitweilige Nahrungsverzicht eine Art Großreinemachen im Organismus. Die Säuberung im Sinne Mayrs bezieht sich deshalb nicht nur auf den Darm, sondern auf den gesamten Organismus, eigentlich auf den Menschen in seiner Ganzheit aus Körper, Geist und Seele.

Innere Reinigungsmaßnahmen (während der Kurwoche)

→ Darmreinigungsmaßnahmen sind nötig, damit Darmgifte und andere Schadstoffe den Körper besser verlassen können. Rückvergiftungen müssen vermieden werden.

→ Wärme entspannt und steigert die Entgiftungsleistung der Leber. Deshalb öfters in der Sauna schwitzen oder mit Wärmflasche beziehungsweise Leibwickel auf dem Bauch ruhen.

→ Viel trinken, um den Organismus gut durchzuspülen. Das stärkt die Nieren und die ableitenden Harnwege.

→ Ein Bewegungsprogramm fördert die Ausleitung unerwünschter Substanzen über Lunge und Haut. Körperübungen und Yoga unterstützen ebenfalls die Lunge.

→ Bäder, Packungen, Massagen entschlacken und entspannen die Haut.

→ Durch Schwitzen beim Sport oder in der Sauna entschlacken die Gewebe. So scheiden Nieren und Haut verstärkt Schadstoffe aus.

Die Verdauungsdrüsen anregen

Bisweilen raten Mayr-Ärzte ihren Patienten auch zu Präparaten, die die Verdauungsdrüsen stimulieren, wie Legapas, Legalman oder Bittersegen. Dies ist manchmal sinnvoll, um die abführende Wirkung des Bitterwassers noch zu intensivieren. Doch obwohl diese Mittel pflanzlichen Ursprungs auch rezeptfrei erhältlich sind, können unerwünschte Nebenwirkungen auftreten. Daher sollte man sie nur auf medizinische Empfehlung hin

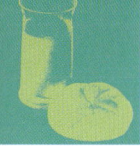

einnehmen. Auch an den Aufbautagen, wenn wieder eine normale Verdauung in Gang gebracht werden muss, sollte man es erst einmal mit natürlichen Substanzen wie Leinsamen oder Sauerkrautsaft versuchen.

Schulung des Essens und Kauens

Milch und Semmeln sind bei Mayr nicht nur Fastenspeise, sondern auch Mittel zum Zweck eines für diese Kurart typischen Kautrainings. Ein neues, besseres Essverhalten soll damit einstudiert werden. Im Verlauf der Kur wird dies den Darm optimal entlasten. Es soll aber gleichzeitig so in Fleisch und Blut übergehen, dass man es nach der Kur automatisch beibehält. Wichtig ist, langsam zu essen, wobei jeder Bissen gut gekaut und eingespeichelt wird. Das regt den Speichelfluss stark an und die Nahrung wird optimal für die Verstoffwechselung aufbereitet. Verdauungsenzyme im Speichel – die Kohlenhydrate zersetzenden Amylasen – können dem Darm schon einen Teil der Arbeit abnehmen.

Das besonders langsame Essen ermöglicht es darüber hinaus, schon erste Sättigungssignale des Körpers, die sich etwa nach 12 bis 14 Minuten bemerkbar machen, wahrzunehmen und rechtzeitig aufzuhören.

Das Mayr´sche Prinzip der Schulung bezieht sich auch auf Bauchmassagen und eine spezielle Verdauungsgymnastik. Die fachgerechte manuelle Bauchbehandlung kann aber nur ein ausgebildeter Mayr-Arzt machen. Diese Darmmassage regt die Muskelarbeit des Darms (Peristaltik) an, aktiviert die Verdauungsdrüsen und den Lymphabfluss. Dadurch werden schädliche Stoffwechselabfälle und Giftstoffe rascher aus dem Körper befördert. Außerdem verbessert die Massage die Durchblutung aller Bauchorgane (Magen, Leber, Bauchspeicheldrüse, Gallenblase, Darm). Sie wirkt sich auch positiv auf die Atmung aus. Wer nicht zum Arzt gehen möchte, für den gibt es eine einfachere Form der Selbstmassage, die bei konsequenter häuslicher Anwendung auch sehr nützlich ist (Seite 131).

Das Mayr-Prinzip

F. X. Mayrs Konzept zur Entgiftung und zur Wiederherstellung einer gesunden Verdauung rankt sich um drei Grundprinzipien, die als die Mayr´schen S bekannt geworden sind:

Schonung (der Verdauungsorgane)

Säuberung (des Darms und der Gewebe)

Schulung (Ess-, Kau- und Verdauungstraining)

In neuerer Zeit ist noch ein viertes S hinzugekommen:

Substitution (Zufuhr von Basen-, Vital- und Eiweißstoffen).

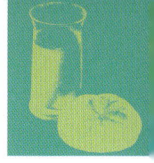

Eine Woche Milch-Semmel-Kur für zu Hause

Auf den folgenden Seiten finden Sie das Programm für eine einwöchige Kurzkur, die Sie zu Hause in eigener Regie durchführen können. Dies gilt, wenn Sie einen normalen Gesundheitszustand haben, ihr Allgemeinbefinden verbessern möchten und Beeinträchtigungen rechtzeitig vorbeugen wollen.

Holen Sie sich Beistand

Bei starkem Übergewicht, bei ernsteren Beschwerden oder einer Krankheit sollte eine Mayr-Kur nicht auf eigene Faust und ohne ärztlichen Beistand durchgeführt werden. So könnten beispielsweise bei Gichtpatienten während des Nahrungsverzichts die Harnsäurewerte in die Höhe schnellen und einen Schmerzanfall auslösen.

Wann weder eine Mayr-Kur noch eine andere Fastenkur gemacht werden darf

Erhebliche Störungen der Leber- und Nierenfunktion

Erschöpfungszustände

Krebs oder Tuberkulose

Labiler Kreislauf

Magengeschwür

Starke Depressionen

Starke Herzbeschwerden

Schilddrüsenüberfunktion

Unterernährung

Essstörungen

Die Niere ist nahezu allein zuständig für die Ausscheidung von stickstoffhaltigen Abbauprodukten harnsäurebildender (purinhaltiger) Nahrungsmittel, das ist vor allem Fleisch. Eine Zeit lang auf Fleisch (insbesondere: Innereien) oder sogar auf jegliche feste Nahrung zu verzichten, bedeutet die allerbeste Entlastung für das Blutreinigungsorgan.

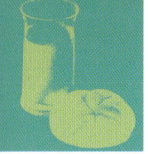

Wer regelmäßig Medikamente einnimmt, muss einen Arzt befragen, ob deren Wirkung nicht durch Fasten und Darmreinigungsmaßnahmen beeinträchtigt oder gar aufgehoben wird.

Wer braucht die Milch-Semmel-Woche?

Die Mayr-Kur stellt eine Generalüberholung für den gesamten Organismus dar. Sie verbessert Ihre Blutfett-, Cholesterin-, Harnsäure-, Zucker- und Leberwerte, senkt den Blutdruck, sorgt für ein geringeres Gewicht, schönere Haut und eine straffere Haltung.

Sie nehmen – ohne zu hungern – pro Tag im Durchschnitt zwischen 200 und 400 Gramm ab, je nach Geschlecht und Ausgangsgewicht. Männer verlieren leichter Gewicht als Frauen und Dickere mehr als Dünnere. Aber das Abnehmen sollte nicht im Vordergrund Ihrer Bemühungen stehen.

Wogegen eine Milch-Semmel-Kur hilft

Im therapeutischen Sinne empfiehlt sich eine Mayr-Kur vor allem bei Verdauungsstörungen.

Gastritis	Darmträgheit
Sodbrennen	Blähungen
Durchfälle	Bauchkrämpfe
Verstopfungen und deren Folgeerscheinungen	Darmschleimhautentzündungen
Spannungskopfschmerzen	Abwehrschwäche
Antriebslosigkeit	Hautprobleme
Rheumatische Erscheinungen	Allergien
Schlafstörungen	Übergewicht

Die Milch-Semmel-Kur ist auch hilfreich, wenn man sich eine zu hastige Essweise abgewöhnen möchte.

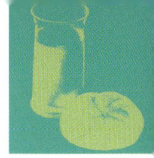

Darauf sollten Sie während der Kurwoche achten

Achten Sie auf genügend Flüssigkeit. Als Faustregel gilt: tagsüber circa 0,2 l Mineralwasser oder ungesüßten Kräutertee pro Stunde.

Essen Sie nur, wenn Sie wirklich Hunger haben. Achten Sie auf gutes Kauen und Einspeicheln der Nahrung. Sobald eine leichte Sättigung eintritt, die Mahlzeit beenden.

Es gibt drei Mahlzeiten am Tag, zwischen denen jeweils mindestens vier Stunden Essenspause liegen sollten. Zwischenmahlzeiten entfallen.

Trainieren Sie täglich eine halbe bis eine Stunde an der frischen Luft, am besten sind Joggen, Walken, Skilanglauf, Radfahren, Schwimmen. Machen Sie in jedem Fall mindestens einen langen Spaziergang. Bewegen Sie dabei die Arme tüchtig mit.

Verzichten Sie während der Kur auf Alkohol, Kaffee und Nikotin.

Wichtiger sind die innere Reinigung und anschließend der Einstieg in eine gesündere beziehungsweise verdauungsgesündere Ernährungsweise, die dem gesamten Organismus zugutekommen.

Extras für die sieben Kurtage

→ Nehmen Sie gegen Übersäuerung des Organismus zweimal täglich (etwa vor dem Frühstück und dem Abendessen) Basenpulver ein, jeweils 1 TL in einem Viertelliter Wasser gelöst. Wer es einmal vergisst, holt dies frühestens eineinhalb Stunden nach dem Essen nach. Basenpulver unmittelbar nach einer Mahlzeit eingenommen kann zu Übelkeit führen.

→ Nehmen Sie – wenn Sie mögen – nach dem Frühstück und nach dem Mittagessen ein (kombiniertes) Multivitamin- und Mineralstoffpräparat, gelöst in Wasser, ein.

→ Trinken Sie 50 ml Heilpflanzensaft am Tag, zum Beispiel Artischocke (Seite 166).

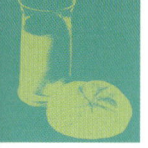

Bittersalz reinigt mild

tipp
Der Geschmack von
Bittersalz lässt sich
verbessern, wenn man
es in Kräutertee auf-
löst und warm trinkt.

Bittersalz (Magnesiumsulfat) ist ein mildes Abführmittel, das in der Apotheke erhältlich ist. Man trinkt es während der Kurwoche am 2., 3., 4. Tag in einem Glas Wasser aufgelöst. Der Trank durchrieselt den Verdauungstrakt in, wie Mayr sagte, „der natürlichen Richtung von oben nach unten und befreit ihn von Altlasten und Rückständen". Die Darmreinigung mit Bittersalz ist ein wichtiger Bestandteil der Mayr-Kur. Einmal der Säuberung des Darms wegen, aber auch, weil sonst mit abnehmendem Darminhalt keine Transportbewegung mehr erfolgt. Zur Ausscheidung bestimmte Giftstoffe würden liegen bleiben, könnten die Darmschleimhaut schädigen oder wieder ins Blut übertreten. Dies würde eine Rückvergiftung aus dem Darm heraus bedeuten und könnte Kopfschmerzen, Verstimmungen, Gereiztheit oder Übelkeit auslösen. Solche „Fastenkrisen", lassen sich durch die Einnahme von Bittersalz an den Fastentagen oder einen gelegentlichen Einlauf umgehen. An Tagen ohne Bittersalz wird die Verdauung anders angekurbelt, etwa mit abführendem Sauerkrautsaft oder ballaststoffreichem Leinsamen.

Darmreinigungsmaßnahmen

1. Tag 125 ml Sauerkrautsaft, Molke oder Buttermilch morgens nach dem Aufstehen
2.–4. Tag 1 Glas lauwarmes Wasser mit 1 gestrichenen TL Bittersalz und einigen Spritzern Zitronensaft, morgens nach dem Aufstehen
5.–7. Tag Löffeln Sie zum Frühstück 1 Glas Buttermilch oder einen Magermilchjoghurt mit 1 TL Leinsamen.
1.–7. Tag Trinken Sie zur Darmsanierung einmal täglich ½ Glas Brottrunk mit etwas Wasser vermischt, und nehmen Sie 1 Stunde vor einer Mahlzeit 1 TL Heilerde ultrafein auf 1 Glas Wasser ein.
(Siehe auch unter den entsprechenden Stichworten im Kapitel „Die besten Entgiftungshilfen von A bis Z", Seite 148ff.)

Gifte und Schlacken wegtrinken

Trinken ist das A und O einer jeden Fastenmaßnahme, denn Flüssigkeit ist das wichtigste Mittel, um Gifte sowie überschüssige Säuren abzutransportieren. Um die Ausleitung voranzutreiben, sollte gelegentlich neben anderen

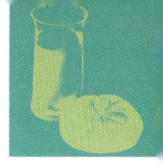

Fastengetränken auch eine Tasse Nieren-Blasen-Tee getrunken werden oder ein Stamperl harntreibender Heilpflanzensaft, selbst wenn ansonsten keine Beschwerden in diesem Bereich bestehen.

Eine Tasse duftender Kräutertee mit etwas Honig kann zudem die Lücken füllen, die durch den Wegfall des üblichen Essens entstehen. Durch das Trinken wird der Gewohnheit Genüge getan, sich zu bestimmten Zeiten etwas einzuverleiben. Es gibt dann statt des sonst üblichen Essens wenigstens etwas zu tun. So werden motorische und orale Bedürfnisse (oder eventuell Hungergefühle) gestillt.

Die empfohlene Richtmenge von 0,2 Liter kalorienfreien Getränken pro Stunde erhöht sich bei größerer Körpermasse und je nachdem, wie viele Schlacken und Gifte ausgeleitet werden müssen. Flüssigkeit, die Sie durch entgiftungsfördernde Aktivitäten wie Sport, Sauna oder warme Wickel verlieren, sollten Sie umgehend ersetzen.

Betrachten Sie gelegentlich Ihre Zunge. Ist sie trocken, benötigen Sie mehr Flüssigkeit zur Verdünnung der auszuleitenden Giftstoffe.

Auch nach der Kurwoche sollten Sie auf ein günstiges Säure-Basen-Verhältnis achten. Sehr gute Basenspender sind Kartoffeln, Spinat, Möhren, Paprika, Oliven und Bananen.

Aufbau der Sieben-Tage-Kur

1. Tag: Der Entlastungstag
Sie essen leicht und vegetarisch und stellen sich innerlich auf die kommenden Fastentage ein.

2. bis 4. Tag: Die eigentlichen Fastentage
Mit Milch und Semmeln.

5. bis 7. Tag: Die Aufbautage
Sie werden nach und nach wieder an vollwertige Mischkost herangeführt und kurbeln die Verdauung an.

1. Tag: Der Entlastungstag

Am ersten Tag nehmen Sie Abschied von der gewohnten Essart. Die Ernährung ist jetzt einfach, knapp und fleischlos. Der Organismus kann sich allmählich von der äußeren auf die innere Ernährung einstellen. Es vollzieht sich bereits eine vorsichtige Entwässerung und Entgiftung des Körpers sowie eine Entlastung des Magen-Darm-Kanals.

Sauerkrautsaft wird aus gegorenem Weißkohl hergestellt. Reichlich darin enthaltene Milchsäure regt garantiert die Verdauung an und putzt den Darm gut durch. Laktobakterien sorgen für ein ausgeglichenes Milieu im Verdauungstrakt, sind antientzündlich und schützen die Darmschleimhaut. Sauerkrautsaft (aus dem Reformhaus) ist ein idealer Begleiter für alle Blutreinigungs- und Frühjahrskuren.

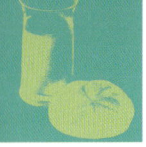

Einkaufszettel für den Entlastungstag

1. Tag – Entlastungstag: Das brauchen Sie!

Vom Lebensmittelhändler

Milch (1,5 Prozent), 1 Frucht, Zitrone, rohes Sauerkraut, Blattsalate, Tomaten, Gurke, gemischtes Gemüse, frische Kräuter

Aus Reformhaus oder Apotheke

Basenpulver, Sauerkrautsaft (beziehungsweise Molke oder Buttermilch), Brottrunk, Heilerde, Hefeflocken, Heilpflanzensaft (zum Beispiel Artischocke), eventuell Multivitamin- und Mineralstoffpräparat, Kräutertees (verschiedene Sorten)

Aus der Speisekammer

Mineralwasser, Haferflocken, eventuell schwarzer oder grüner Tee, Vollkornreis, Kartoffeln, Walnüsse, Honig, Öl, Salz, Pfeffer

Hinweis

Kaufen Sie heute schon 9 bis 12 Dinkel- oder Weizensemmeln für die Milch-Semmel-Tage, präparieren Sie sie wie auf Seite 107 beschrieben.

Der Tagesplan

Nach dem Aufstehen

125 ml Sauerkrautsaft, Molke oder Buttermilch trinken (die Verdauung anregend)

Frühstück

3 EL Haferflocken in Milch (1,5 Prozent Fett) gekocht, mit 1 Frucht und einigen Walnüssen; dazu 2 Tassen Tee (beliebig) mit Zitrone

Vormittags

Mindestens 2 Gläser Mineralwasser

Mittagessen

1 Teller mit Rohkost (verschiedene Blattsalate, Gurken- und Tomatenscheiben, geraspelte Karotten, Weißkraut, Rettich etc., rohes Sauerkraut) mit einem leichten Dressing (1 EL Öl, Saft von ½ Zitrone, Salz, Pfeffer, frischen gehackten Kräutern), dazu 1 Tasse Vollkornreis; Mineralwasser

Nachmittags

Mindestens 2 Gläser Mineralwasser sowie 2 Tassen Kräutertee

Bewahren Sie Ihre Kursemmeln nicht in einer Plastiktüte oder in einem Brotbehälter auf. Sie werden dort zu weich und fangen eventuell zu schimmeln an.

Bitte zusätzlich die Extras von Seite 103 sowie Brottrunk und Heilerde (Darmreinigungsmaßnahmen 1.–7. Tag) von Seite 104 berücksichtigen

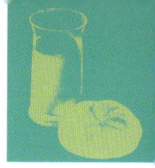

Abendessen

Pellkartoffeln mit Hefeflocken gewürzt und gedünstetes Gemüse
wie Brokkoli, Karotten und etwas Blattspinat: Gemüse in Salzwasser
3 Minuten blanchieren, in 2 TL Olivenöl schwenken, wenig salzen;
dazu Mineralwasser oder Kräutertee

Vor dem Schlafengehen

1 Tasse Beruhigungstee aus Baldrian, Melisse oder Johanniskraut

2., 3., 4. Tag: Die Milch-Semmel-Tage

Diese drei Tage sind die eigentlichen Fastentage. Sie stellen eine „Rastkur
für den Darm" dar, wie Mayr sagte, bei der Sie jedoch nicht hungern müssen. Sie dürfen zu jeder Mahlzeit so viele altbackene Semmeln essen und so
viel Milch trinken, wie Sie benötigen, um leicht gesättigt zu sein. Die Semmeln müssen entsprechend präpariert werden, denn die gummiartige Konsistenz der Kursemmel ist ausschlaggebend, um den Hunger zu stillen sowie
das richtige Kauen und Einspeicheln zu üben. Eine Mayr-Kur ist immer
auch eine Trainingszeit für richtiges Essverhalten.

Wird in der vorgeschriebenen Weise gekaut, reichen zwei bis vier Semmeln
und ein halber Liter Milch am Tag normalerweise aus, um leicht gesättigt zu
sein. Mittags gibt es auch eine klare Brühe. Abends wird auf die Milch verzichtet, um das Verdauungssystem weiter zu entlasten. Kräutertee und Mineralwasser dürfen Sie den ganzen Tag über ohne jede Beschränkung trinken.

So wird die Semmel zur Kursemmel

→ Legen Sie einige (im Schnitt zwei bis vier pro Tag) frische Semmeln
auf ein sauberes Tuch in einen unbeheizten, trockenen Raum.

→ Lassen Sie sie je nach Luftfeuchtigkeit zwei bis drei Tage trocknen.
Drehen Sie die Semmeln gelegentlich um.

→ Fertige Kursemmeln können Sie einfrieren. Tauen Sie dann jeweils
am Vorabend so viele Semmeln auf, wie Sie für den folgenden Kurtag
benötigen.

hinweis

Am letzten (3.) Milch-
Semmel-Tag dürfen Sie
zusätzlich 60 Gramm
Weichkäse (25 Prozent
Fett) verzehren. Als Al-
ternative: Tofu, Mozza-
rella light oder Kräu-
terquark (10 Prozent
Fett), also je 30 Gramm
zum Frühstück und
Mittagessen. Bleiben
Sie jeweils bei dersel-
ben Eiweißzugabe.
Den Mozzarella leicht
salzen und pfeffern
und mit grob gehack-
ten Basilikumblätt-
chen bestreuen.

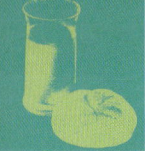

Verdauungs-gymnastik nach F. X. Mayr

Diese von F. X. Mayr empfohlene Verdauungsgymnastik ist nicht so durchgreifend wie eine professionelle Bauchmassage von einem Mayr-Arzt, aber sie ist leicht zu machen und tut Körper und Seele wohl. Machen Sie sie, sooft Sie mögen, sie dauert etwa 10 bis 15 Minuten. Legen Sie sich nach den Übungen zur Entspannung einige Minuten mit geschlossenen Augen auf den Rücken.

1

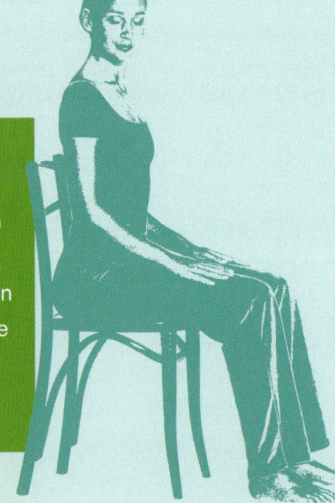

Setzen Sie sich gerade auf einen Stuhl. Atmen Sie in den Bauch. Spüren Sie nach, wie der Bauch sich beim Einatmen weitet und beim Ausatmen zusammenzieht. Atmen Sie lange aus und fühlen Sie in den Bauch, wie er anschließend einatmet, ohne dass Sie selbst etwas tun müssen. Atmen Sie fünf Minuten lang ganz bewusst.

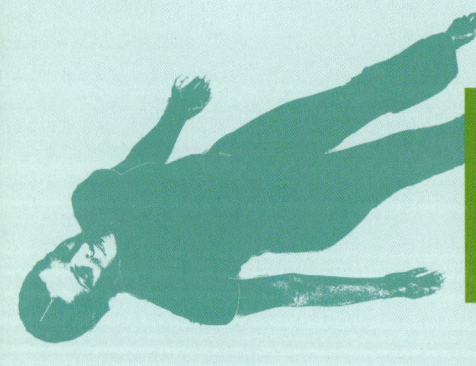

2

Legen Sie sich ausgestreckt auf den Rücken, flach auf den Boden. Setzen Sie sich langsam auf, ohne dabei die Arme zu Hilfe zu nehmen. Wiederholen Sie die Übung zehnmal.

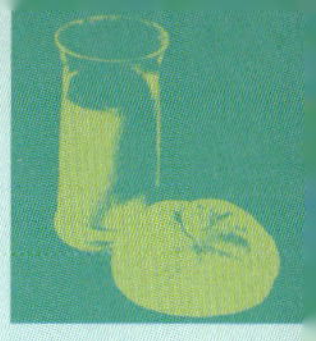

3

Stellen Sie sich aufrecht hin. Beugen Sie den Rumpf nach vorne, bis der Oberkörper mit den Beinen einen rechten Winkel bildet. Die Arme dabei locker hängen lassen. Bis fünf zählen, dann mit dem Oberkörper langsam nach oben kommen. Beugen Sie den Oberkörper anschließend so weit wie möglich nach rückwärts, aber lassen Sie den Kopf nicht nach hinten hängen. Auch hier bis fünf zählen und dann mit dem Oberkörper langsam wieder in die Senkrechte gehen. Beide Übungen fünfmal wiederholen.

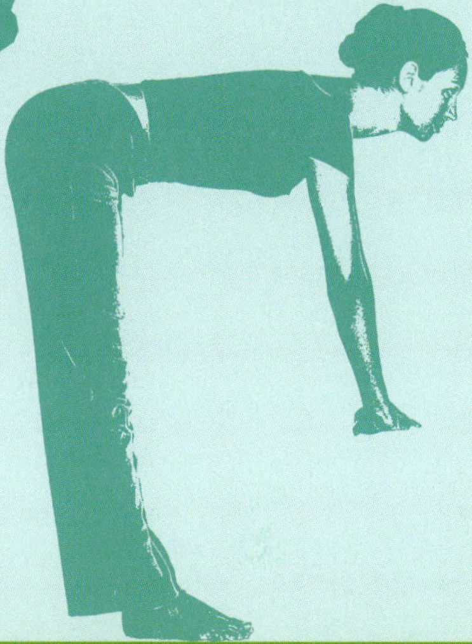

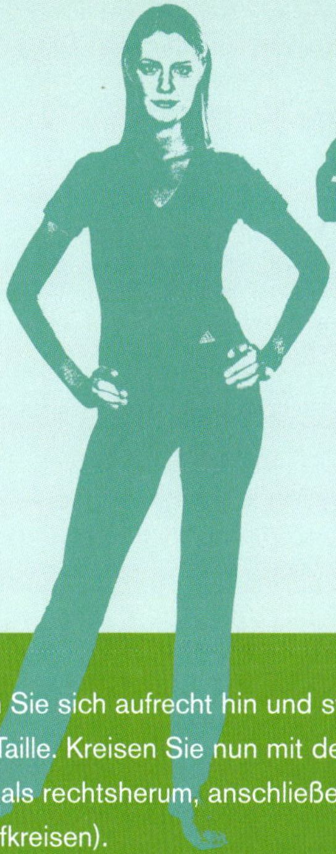

4

Stellen Sie sich aufrecht hin. Heben Sie Ihr rechtes Knie an. Umfassen Sie es mit beiden Händen und bringen Sie nun Knie und Stirn so weit wie möglich zusammen. (Bei Gleichgewichtsproblemen mit einer Hand auf einer Stuhllehne abstützen.) Bis fünf zählen und langsam zur Ausgangsstellung zurückkommen. Dann die Übung mit dem linken Bein durchführen. Jede Seite jeweils fünfmal wiederholen.

5

Stellen Sie sich aufrecht hin und stützen Sie die Arme in die Taille. Kreisen Sie nun mit dem Oberkörper mehrmals rechtsherum, anschließend linksherum (Rumpfkreisen).

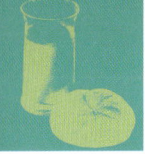

Richtig kauen lernen

Eine Kursemmel ist eine Semmel aus Dinkel oder Weizen erst, wenn sie nach dem zweitägigen Trocknungsvorgang eine gummiähnliche Konsistenz erhalten hat (siehe Seite 107). Ebendies bedingt, dass Sie jeden Bissen sehr gut kauen müssen, sonst bekommen Sie ihn gar nicht hinunter.

Zur Mahlzeit schneidet man die Semmel in fingerdicke Scheiben, beißt ein Stückchen ab und kaut es so lange (etwa 30-mal, am besten anfangs mitzählen), bis es leicht flüssig ist. Dann erst schlürft man einen Teelöffel Milch dazu, kaut nochmals und schluckt den Bissen hinunter. Wenn es richtig gemacht wird, dauert der Verzehr einer einzigen Semmel gut eine halbe Stunde. Sobald man leicht satt ist, hört man zu essen auf.

Wer richtig kaut und die Milch löffelweise einnimmt, wird nach dem Verzehr von ein bis zwei Semmeln normalerweise satt sein. Manchmal genügt auch weniger. Sollten Sie ein bisschen mehr brauchen, ist es auch in Ordnung.

Die Milch macht´s

„Man trinkt die Semmel und isst die Milch", lautet die Essanleitung der Mayr-Ärzte. Zur Verdeutlichung: Die Semmel sollte so gut gekaut werden, bis sie im Mund flüssig ist. Die Milch wird dagegen teelöffelchenweise „gegessen". Wer sie schluckweise aus einem Glas trinkt, kann vorzeitig wieder Hunger bekommen.

Milch bevorzugte Mayr sowohl ihrer schonenden Eigenschaften für den Darm als auch ihres hohen Nährwertes wegen. Er schätzte sie als eines der wertvollsten Lebensmittel, weil sie fast alles, was der Mensch zum Leben braucht, in einem optimalen Verhältnis aufweist: Kohlenhydrate, Fette, Eiweiße, daneben lebenswichtige Vitamine, Mineralstoffe und Spurenelemente. Manchen Erwachsenen bekommt Milch schlechter, weil bei ihnen das für die Aufspaltung verantwortliche Enzym, die Lactase, in geringerem Umfang gebildet wird. In vielen dieser Fälle wird die Milch dennoch gut vertragen, wenn sie auf die Mayr´sche Weise Löffel für Löffel geschlürft und gekaut wird. So kommt sie mit den Verdauungsenzymen im Speichel ausgiebig in Kontakt, wird entsprechend vorbereitet und kann dann im Darm besser aufgespalten werden.

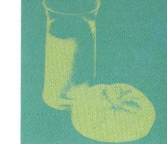

Wählen Sie Vorzugsmilch von kontrollierten Bauernhöfen, die besonders reich an Inhaltsstoffen ist. Gute Land- beziehungsweise Frischmilch ist ebenfalls geeignet. Nehmen Sie aber Vollmilch mit 3,5 Prozent Fett, denn das Milchfett spendet wichtige Vitamine. Wer Milch partout nicht verträgt, kann auf Sojamilch, Sauermilch, Biojoghurt oder etwas Quark ausweichen.

Einkaufszettel für die Fastentage

2., 3., 4. Tag – Die Fastentage: Das brauchen Sie!

Vom Lebensmittelhändler

Vorzugsmilch (3,5 %), Zitrone, gemischtes Gemüse und frische Kräuter für die Gemüsebrühe, am 4. Tag zusätzlich: 60 g Eiweiß (Weichkäse, Tofu, Mozzarella oder Kräuterquark)

Aus Reformhaus oder Apotheke

Bittersalz, Basenpulver, eventuell Multivitamin- und Mineralstoff-präparat, Brottrunk, Heilerde, Heilpflanzensaft, Vitam Hefewürze, Kräutertees (verschiedene Sorten)

Aus der Speisekammer

Mineralwasser, eventuell schwarzen oder grünen Tee, Honig, Gewürze, Salz, Dinkel- oder Weizensemmeln, die Sie zu Kurzwecken getrocknet und eventuell eingefroren haben.

Fastenplan (für den 2., 3., 4. Tag)

Nach dem Aufstehen

¼ l lauwarmes Wasser mit 1 TL Bittersalz und einigen Spritzern Zitronensaft, 1 Tasse ungesüßter Pfefferminztee

Vor dem Frühstück

1 TL Basenpulver auf ¼ l Wasser einnehmen

Frühstück

2 Tassen Tee (beliebig) mit Zitrone, dazu 1 Kursemmel mit Milch

Extra

½ Glas Brottrunk, mit etwas Wasser vermischt

Vormittags

Mindestens 2 Gläser Mineralwasser, eventuell mit einem Multivitamin- und Mineralstoffpräparat

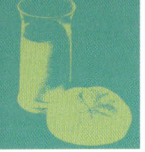

Extra

1 Stunde vor dem Mittagessen 1 TL Heilerde ultrafein auf 1 Glas Wasser einnehmen

Mittagessen

1 Teller Basenbrühe (Rezept siehe Seite 123), dazu 1 Kursemmel mit Milch

Nachmittags

Mindestens 2 Glas Mineralwasser sowie 2 Tassen Kräutertee (eventuell mit Honig gesüßt)

Vor dem Abendessen

1 TL Basenpulver auf ¼ l Wasser einnehmen

Abends

50 ml Heilpflanzensaft Ihrer Wahl sowie Kräutertee mit Honig und Zitrone und eventuell einige Semmelscheiben (ohne Milch)

Vor dem Zubettgehen

1 Tasse Beruhigungstee aus Baldrian, Melisse oder Johanniskraut

Das Rezept für die Basenbrühe finden Sie auf Seite 123.

rezept **für Kräuterquark (2 Portionen)**

→ Verrühren Sie 60 g Magerquark mit etwas Milch.

→ Verfeinern Sie ihn mit 1 TL fein gewiegten Kräutern wie Petersilie, Dill, Kresse, Basilikum, Borretsch oder Schnittlauch. Sie können die Kräuter einzeln oder als Mischung verwenden. Mit wenig Meersalz abschmecken.

→ Statt der Kräuter kann man auch 1 TL fein geriebenen Meerrettich mit dem Quark vermengen und mit wenig Salz würzen.

Wenn Sie trotzdem einmal Hunger haben

Eine Mayr-Kur ist keine Hungerkur und soll auch nicht so verstanden werden. Wenn Sie unerwarteterweise einmal wirklicher Hunger plagt, der sich deutlich von der Lust auf bestimmte Speisen unterscheidet, beantworten Sie zunächst aufrichtig folgende drei Fragen:

→ Hatten die Semmeln die richtige Härte?

→ Habe ich die Semmeln lange genug gekaut?

→ Habe ich die Milch gelöffelt?

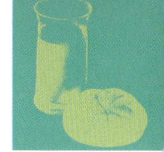

Oft geht die Ursache des Hungers auf eine ungenügende Beachtung dieser einfachen Vorgaben zurück. Nehmen Sie sich vor, die Kurregeln künftig genauer zu beachten. Und den momentanen Hunger stillen Sie in bewährter Weise mit einer aufgeschnittenen Kursemmel. Löffeln Sie dazu ein bis zwei Tassen Kräutertee.

Kräutertee richtig zubereiten

→ Man gibt 2 Prisen Kräutertee in eine Kanne. (1 Prise ist die Menge, die man mit 3 Fingerspitzen fasst.)

→ Gießen Sie ½ l kochendes Wasser darüber.

→ Den Tee nur 2 bis 3 Minuten ziehen lassen, dann abseihen. In Mayr-Kreisen wird von ganz hellen, „blonden", Tees gesprochen, nicht mehr als leicht gefärbtes Wasser. Von dünnen Tees kann mehr getrunken werden als von jenen mit einem höheren Anteil an Gerbsäure.

Hinweise für die Milch-Semmel-Tage

→ Warten Sie 45 bis 60 Minuten nach dem Bitterwassertrunk, bis Sie das Frühstück einnehmen.

→ Nutzen Sie diese Zeit für die Verdauungsgymnastik, Yoga oder anderen Frühsport.

→ Wiegen Sie sich immer zur gleichen Tageszeit und notieren Sie Ihr Gewicht.

→ Machen Sie jeweils nach dem Mittagessen ¼ bis ½ Stunde Ruhepause mit einem Leibwickel (Seite 173).

→ Nehmen Sie sich abends Zeit für eine Bauchmassage nach Rosendorff (Seite 131).

Wenn es einmal kritisch wird

Schon nach einem Fastentag haben sich im Organismus die Verhältnisse gewandelt. Die „innere Ernährung", die Versorgung aus körpereigenen Reserven, hat das Ruder übernommen. Die Fettzellen beginnen sich zu leeren. Bei fortschreitenden Entgiftungs- und Entschlackungsprozessen werden ausscheidungspflichtige Substanzen aufgewirbelt und gelangen nun in Blut

Zur Gestaltung Ihrer Fastentage finden Sie auch viele Anregungen und Tipps im Kapitel „Ihr persönlicher Detox-Tag".

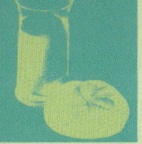

Kräutertees,
die sich zum „Mayern" besonders eignen

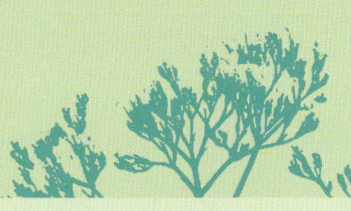

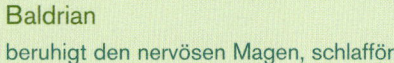

Baldrian
beruhigt den nervösen Magen, schlaffördernd

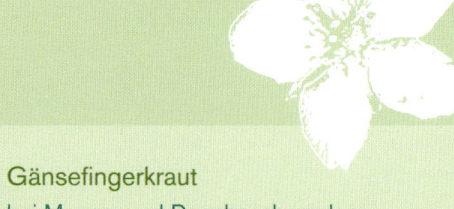

Gänsefingerkraut
bei Magen- und Darmbeschwerden

Johanniskraut
regt die Drüsen der Verdauungsorgane an,
wirkt gegen Verstimmungen

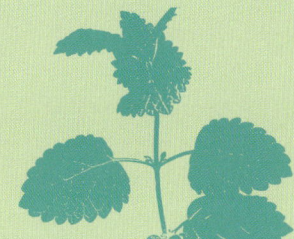

Melisse
beruhigt und entkrampft Magen, Darm und
Unterleib

Orangenblüten
beruhigend

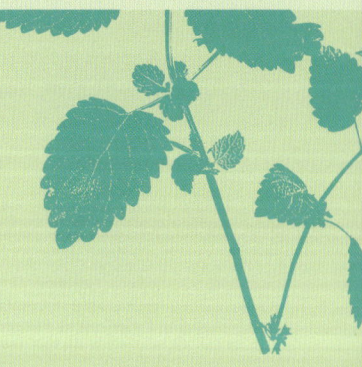

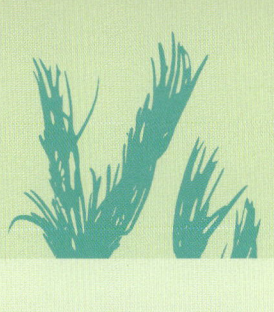
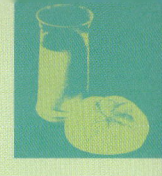

Rosmarin
lindert Blähungen sowie Magen- und
Darmbeschwerden, anregend

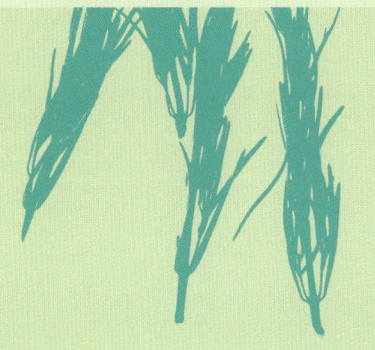

Schafgarbe
beruhigt den Magen, regt die Nierentätigkeit
an, fördert die Durchblutung

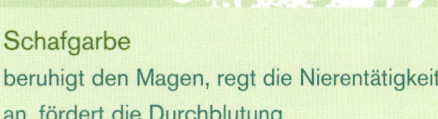

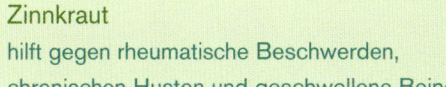

Zinnkraut
hilft gegen rheumatische Beschwerden,
chronischen Husten und geschwollene Beine

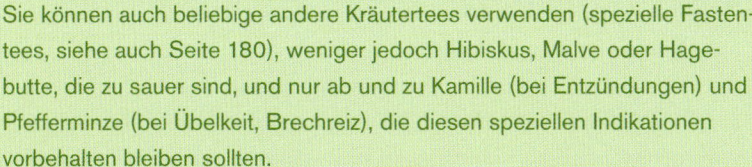

Sie können auch beliebige andere Kräutertees verwenden (spezielle Fastentees, siehe auch Seite 180), weniger jedoch Hibiskus, Malve oder Hage-
butte, die zu sauer sind, und nur ab und zu Kamille (bei Entzündungen) und
Pfefferminze (bei Übelkeit, Brechreiz), die diesen speziellen Indikationen
vorbehalten bleiben sollten.
Wählen Sie Kräutertees aus dem Reformhaus oder Naturkostladen ohne
chemische Zusätze und Konservierungshilfen.

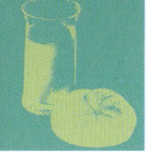

und Lymphe. Das kann sich manchmal durch Kopf- und Gliederschmerzen, Schwindelgefühle, Schwäche, Müdigkeit oder Schweißausbrüche bemerkbar machen, meist lassen solche Befindlichkeitsstörungen jedoch schon innerhalb von ein, zwei Stunden nach. Rascher noch geht es, wenn man die Ausleitung der zirkulierenden Gifte beschleunigt. Dies geschieht vor allem durch reichliche Flüssigkeitszufuhr und verstärkte, aber nicht übertriebene körperliche Bewegung. Auf jeden Fall sollten Sie täglich ein, zwei Stunden stramm spazieren gehen und etwas Gymnastik, Yoga, Qigong oder Ähnliches betreiben. Sehr gut wäre auch ein Saunabesuch, Gartenarbeit und natürlich jede Art von Sport, bei der Sie sich nicht überanstrengen. Genauere Hinweise hierzu finden Sie im letzten Kapitel „Die besten Entgiftungshilfen von A bis Z".

5. bis 7. Tag: Die Aufbautage

Die Aufbautage nach dem Fasten sind ebenso wichtig wie die eigentliche

Handeln Sie in der Kurwoche nach der alten Weisheit, die besagt, dass beim Fasten nicht nur der Hosenbund, sondern auch das Bewusstsein weiter werden soll.

Zeit der Besinnung

Bedenken Sie bei einer Fastenkur auch, was schon die alten Griechen wussten: Körper, Geist und Seele sind eine Einheit. Wie wir in der Zeit des Nahrungsverzichts körperliche Schlacken abbauen und Gifte ausleiten, so sollten wir auch allen geistigen Müll und seelische Lasten einmal von uns weisen. Loslassen, innerlich entspannen, sich besinnen heißt das Motto für diese Tage. Man kann die Probleme des Alltags durchaus einmal ruhen lassen, um sich ihnen nach der Kur dann wieder mit neuer Kraft zu widmen. Es heißt doch: Alles zu seiner Zeit.

Beschäftigen Sie sich im Moment mit Erbaulichem. Verwöhnen Sie sich mit angenehmen Dingen, stellen Sie ein schönes Blumengesteck zusammen, gönnen Sie sich ein duftendes Kräuterbad oder verbringen Sie einen beschaulichen Abend bei Kerzenschein. Auch die ständige Medienpräsenz durch Fernsehen, Radio und Zeitungen kann für einige Tage zurückgefahren werden. Ihr Unterbewusstsein wird es Ihnen danken.

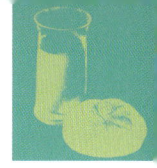

Nahrungsenthaltung. Otto Buchinger, einer der Väter des therapeutischen Fastens, forderte: „Die Wiedereinstellung auf eine gesunde Ernährung muss liebevoll und in kluger, ansteigender und mäßiger Weise geschehen." Der Organismus schaltet jetzt wieder zurück: von der inneren Ernährung auf die Versorgung von außen.

Die Nahrung soll in den drei kommenden Tagen sanft und stufenweise aufgebaut werden, um die Verdauungsorgane nicht gleich wieder zu überfordern. Sie erweitern den Speisezettel erst um leicht verdauliche Kohlenhydrate (gedünstete Gemüse, Kartoffeln, Suppen) und fettarme Milchprodukte, schließlich um Anspruchsvolleres wie Fisch, mageres Fleisch, hochwertige Fette und Rohkost. Wer diese Phase ganz bewusst vollzieht, erwirbt sich für die Nachfastenzeit ein besonderes Gespür für die Bekömmlichkeit und Verdaubarkeit einzelner Lebensmittel. „Man hat dann keinen Appetit mehr auf Speisen", so sagte Mayr, „die durch Kochkünste zu nahrhaft, zu schwer, zu schmackhaft zubereitet und dadurch denaturiert sind."

Zeitgleich wird das Bittersalz durch verdauungsfördernde Ballaststoffquellen wie Backpflaumen, Leinsamen und Früchte mit hohem Pektingehalt wie Äpfel ersetzt. Eine regelmäßige und natürliche Verdauungstätigkeit ohne Abführhilfen ist das Ziel.

Die Zeremonie des Fastenbrechens geschieht mit einem Apfel, möglichst aus biologischem Anbau. Er spendet Vital-, Farb- und Aromastoffe und den flüssigen Ballaststoff Pektin.

Der irische Dramatiker George Bernard Shaw meinte: „Fasten kann jeder Dumme, aber nur ein Weiser kann das Fasten richtig abbrechen."

An den drei Aufbautagen bitte beachten

→ Verzehren Sie nicht mehr als angegeben, weniger darf es ruhig sein.

→ Essen Sie weiterhin bewusst und kauen Sie langsam. Hören Sie auf zu essen, sobald eine leichte Sättigung spürbar wird.

→ Genussgifte und Süßigkeiten sind weiterhin tabu.

→ Trinken Sie möglichst viel: Mineralwasser, ungesüßte Kräutertees, verdünnte Säfte.

→ Trinken Sie zweimal täglich je 50 ml Heilpflanzensaft Ihrer Wahl.

→ Nehmen Sie zweimal täglich Basenpulver ein.

→ Wenn Sie damit begonnen haben, nehmen Sie weiterhin einmal täglich ein Multivitamin- und Mineralstoffpräparat ein.

Die Verdauung natürlich in Gang bringen

An den Aufbautagen gilt es, ein Miniprogramm zu befolgen, das die Verdauung so weit auf Trab bringt, dass sie auch ohne Bittersalz gut arbeitet. Essen Sie morgens als Auftakt fünf Backpflaumen, die sie am Abend zuvor in Wasser eingeweicht haben. Bitte nicht in den Kühlschrank stellen. Verzehren Sie die Früchte auf nüchternen Magen und trinken Sie auch das Einweichwasser in kleinen Schlucken. Das stimuliert die Darmtätigkeit.

Wenn Sie statt gedörrter Backpflaumen weiche Kurpflaumen (Reformhaus) kaufen, können Sie sich das Einweichen am Vorabend sparen. Allerdings müssten Sie immer reichlich dazu trinken.

Auch Leinsamen enthält Quell- und Ballaststoffe, die die Verdauung ankurbeln. Essen Sie daher vor einer der Mahlzeiten einen Teelöffel Leinsamen, den Sie mit drei Esslöffeln Joghurt, Molke oder Buttermilch verrühren. Mischen Sie einen Teelöffel Sanddorn-Vollfrucht dazu, das aromatisiert und spendet viel Vitamin C. Trinken Sie tagsüber weiterhin ein halbes Glas Brottrunk, mit etwas Wasser vermischt, bis die Flasche leer ist, und nehmen Sie eine Stunde vor einer der Mahlzeiten einen Teelöffel Heilerde ultrafein mit einem Glas Wasser ein. Das ist gut für die Sanierung der Darmflora.

Einkaufszettel für die Aufbautage

5., 6., 7. Tag – Die Aufbautage: Das brauchen Sie!

Vom Lebensmittelhändler

Milch, Butter, Joghurt (beziehungsweise Molke oder Buttermilch), Magerquark, Kräuterquark, Hüttenkäse, fettarmer Käse, Eier, Putenwurst oder magerer Schinken, Fisch oder mageres Fleisch, Zitrone, Semmeln (Dinkel oder Weizen, Vollkorn), Graham- oder Leinsamenbrot, Äpfel, gemischte Salate, Tomaten, verschiedene Kräuter und Gemüsesorten. Wählen Sie, wann immer möglich, Bioprodukte.

Aus Reformhaus oder Apotheke

Gedörrte Backpflaumen (beziehungsweise Kurpflaumen), Leinsamen, Heilpflanzensäfte, Sanddorn-Vollfrucht, Basenpulver, Brottrunk, Kräutertees (verschiedene Sorten)

Aus der Speisekammer

Mineralwasser, eventuell schwarzer oder grüner Tee, Honig, Marmelade,

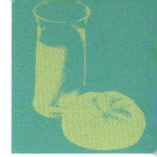

Kartoffeln, Vollwert-Reis, Multivitaminsaft, Olivenöl, Gemüsebrühc (instant), Gewürze, Pfeffer, Salz

Tagesplan für den 5. Tag

Nach dem Aufstehen
Eingeweichte Backpflaumen mit dem Einweichwasser (oder Kurpflaumen mit viel Flüssigkeit)

Frühstück
1 Apfel, 1 Kursemmel mit wenig Butter, dazu Magerquark mit Honig oder Kräutern, Hüttenkäse beziehungsweise fettarme Käsesorten (bis 50 g), Tee (beliebig)

Extra
½ Glas Brottrunk, mit etwas Wasser vermischt

Extra
1 Stunde vor dem Mittagessen 1 TL Heilerde ultrafein auf 1 Glas Wasser einnehmen

Mittagessen
1 Teller Basensuppe (nicht Brühe, Rezept siehe Seite 138) mit 1 Kursemmel, Kräutertee

Abendessen
Wie Frühstück

Vor dem Zubettgehen
1 Tasse Beruhigungstee aus Baldrian, Melisse oder Johanniskraut

Tagesplan für den 6. Tag

Nach dem Aufstehen
Eingeweichte Backpflaumen mit dem Einweichwasser (oder Kurpflaumen mit viel Flüssigkeit)

Frühstück
1 Apfel, 1 Vollkornsemmel mit etwas Butter oder Quark, dazu magerer Käse beziehungsweise Kräuterquark oder ein weich gekochtes Ei (alternativ: Bircher-Müsli von Seite 176)

Extra
½ Glas Brottrunk, mit etwas Wasser vermischt

Nehmen Sie an den drei Aufbautagen weiterhin zweimal täglich Basenpulver und je 50 Milliliter Heilpflanzensaft ein, wer mag, auch ein Multivitamin- und Mineralstoffpräparat.

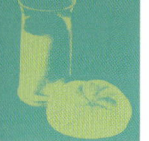

Extra

1 Stunde vor dem Mittagessen 1 TL Heilerde ultrafein auf
1 Glas Wasser

Mittagessen

1 kleiner gemischter Salat, gedünstetes Gemüse (zum Beispiel Fenchel,
Möhren, Spargel, Kürbis, Kohlrabi, Schwarzwurzeln), Pellkartoffeln
oder Vollwertreis

Abendessen

1 Vollkornsemmel mit Kräuterquark oder magerem Käse, dazu
Kräutertee (mit Honig)

Vor dem Zubettgehen

1 Tasse Beruhigungstee aus Baldrian, Melisse oder Johanniskraut

Tagesplan für den 7. Tag

Nach dem Aufstehen

Eingeweichte Backpflaumen mit dem Einweichwasser
(oder Kurpflaumen mit viel Flüssigkeit)

Frühstück

1 Glas Multivitaminsaft, Graham- oder Leinsamenbrot, Butter,
Marmelade oder Honig beziehungsweise Schinken, Käse oder Ei,
Kräutertee

Extra

½ Glas Brottrunk, mit etwas Wasser vermischt

Extra

1 Stunde vor dem Mittagessen 1 TL Heilerde ultrafein auf
1 Glas Wasser

Mittagessen

1 kleiner gemischter Salat, gedünstetes Gemüse, Pellkartoffeln oder
Vollwertreis, Fisch oder mageres Fleisch (gegrillt oder gedünstet)

Abendessen

Graham- oder Leinsamenbrot, wenig Butter, Kräuterquark, fettarmer
Käse oder Putenwurst beziehungsweise Rinderschinken, 1 Tomate

Vor dem Zubettgehen

1 Tasse Beruhigungstee aus Baldrian, Melisse oder Johanniskraut

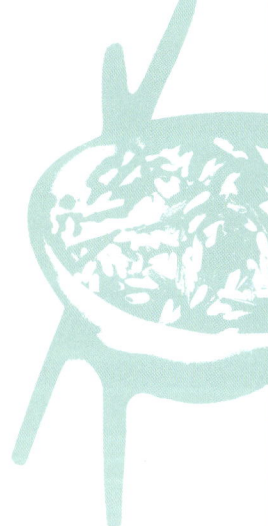

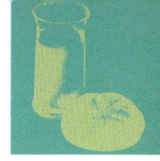

Die Buchinger-Methode, eine reine Trinkkur

Gesetzt den Fall, dass Sie Ihre Fastentage statt mit Milch und Semmeln lieber auf rein flüssiger Basis gestalten möchten, soll hier eine sehr beliebte und ebenfalls äußerst effektive Alternative vorgestellt werden.

Buchinger-Fasten ist, neben der Mayr-Kur, die im deutschen Sprachraum weitaus am meisten praktizierte Fastenform. Das gilt für das „Heilfasten" in einer Klinik bei ernsteren Beschwerdebildern wie Fettsucht, Bluthochdruck, Altersdiabetes oder einigen rheumatischen Erkrankungen. Es ist aber auch die ideale Fastenmethode für zu Hause.

Sie empfiehlt sich für Gesunde oder leicht Übergewichtige, um fit zu bleiben, Krankheiten vorzubeugen und ein optimales Körpergewicht zu erlangen oder zu behalten.

Bei dieser bewährten Fastenart dürfen Sie sich auf verdünnte Obst- und Gemüsesäfte, mit Honig gesüßte Tees und mittags einen Teller Gemüsebrühe einstellen. Daneben gibt es Mineralwasser und Kräutertee – so viel Sie mögen. Alle Getränke liefern reichlich Vitalstoffe, aber praktisch kein Fett und kein Eiweiß. Die Kohlenhydrate des Fruchtzuckers gehen schnell ins Blut über, Verdauung und Stoffwechsel werden deutlich geschont.

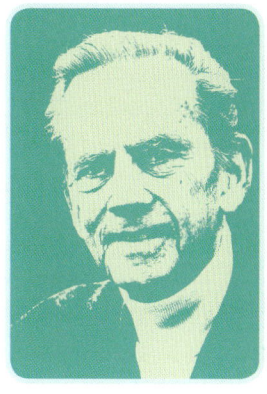

Dr. Otto Buchinger senior (1878 – 1966)

 Das erwartet Sie: Tee, Wasser, Gemüsebrühe, Säfte

Wann hilft Buchinger-Fasten?

→ Wenn Sie in letzter Zeit ordentlich geschlemmt haben.

→ Wenn Sie längerfristig abnehmen möchten und einen deutlichen Umstimmungsreiz brauchen.

→ Wenn Ihre Laborwerte einer raschen Korrektur bedürfen.

→ Wenn Sie eine gründliche Tiefenreinigung anstreben.

→ Wenn Sie etwas für Ihr Immunsystem und Ihre Gesundheit im Allgemeinen tun wollen.

→ Wenn Sie in einem Kurbetrieb schon einmal sehr gute Erfahrungen mit einer Trinkkur nach Otto Buchinger (1878 – 1966) gemacht haben.

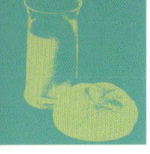

Darauf sollten Sie achten

➔ Der im Folgenden vorgestellte Fastenplan gilt nur für die eigentlichen Fastentage, also den 2., 3., 4. Tag der Kurwoche. Die Programme für den Entlastungstag (1. Tag) sowie die Aufbautage (5. – 7. Tag) entnehmen Sie bitte der Mayr-Kurwoche. Viele Extras und alle möglichen Aktivitäten finden Sie im letzten Kapitel „Die besten Entgiftungshilfen von A bis Z", Seite 148ff.

➔ Wichtig ist, dass Sie jede Saftportion mit der gleichen Menge Mineralwasser verdünnen und das Saft-Wasser-Gemisch mit einem Löffel essen. Kauen Sie dabei jeden Bissen. Das regt die Speichelbildung an, aktiviert die Verdauungsdrüsen und die Mahlzeit wird bestmöglich verwertet. Ein wichtiger Nebeneffekt des Löffelns: Das Getränk wird zur richtigen Mahlzeit und man wird auch durchaus satt. Echte Hungergefühle kommen so kaum auf.

tipp

Es ist ökonomischer, etwas mehr Brühe zu kochen und sie in den folgenden Tagen weiterzuverwenden. Sie hält sich im Kühlschrank etwa vier bis fünf Tage. Man kann die fertige Brühe auch im Eiswürfelfach einfrieren und nach und nach zum Würzen einsetzen.

Einkaufszettel für die Fastentage

2., 3., 4. Tag – Die Fastentage: Das brauchen Sie!

Vom Lebensmittelhändler

Gute Obst- und Gemüsesäfte beziehungsweise die Rohstoffe zum Saftpressen, Gemüse und frische Kräuter für die Basenbrühe, Zitrone

Aus dem Reformhaus oder der Apotheke

Bittersalz, Brottrunk, Heilpflanzensäfte, Heilerde, Kräutertees (verschiedene Sorten), Vitam Hefewürze für die Basenbrühe

Aus der Speisekammer

Mineralwasser, Honig, eventuell schwarzer oder grüner Tee, Gewürze, Salz

Fastenplan für den 2., 3. und 4. Tag

Nach dem Aufstehen

Zur Darmreinigung ¼ l lauwarmes Wasser mit 1 TL Bittersalz und einigen Spritzern Zitronensaft trinken, 1 Tasse ungesüßter Pfefferminztee, nach 30 Minuten 1 TL Basenpulver auf ¼ l Wasser trinken

Frühstück

150 ml Obst- oder Gemüsesaft, verdünnt mit der gleichen Menge Mineralwasser, dazu 2 Tassen Tee (beliebig) mit Zitrone

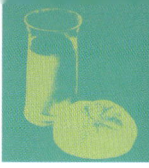

Extra
½ Glas Brottrunk, mit etwas Wasser verdünnt

Vormittags
2 Gläser Mineralwasser, eventuell mit Zitrone, 2 Tassen Kräutertee

Extra
1 Stunde vor dem Mittagessen 1 TL Heilerde ultrafein auf
1 Gläser Wasser einnehmen

Mittagessen
1 Teller (½ l) Basenbrühe (Rezept siehe unten)

Nachmittags
2 Gläser Mineralwasser, eventuell mit Zitrone, 2 Tassen Kräutertee
(mit Honig)

Vor dem Abendessen
1 TL Basenpulver auf ¼ l Wasser trinken

Abendessen
50 ml Heilpflanzensaft Ihrer Wahl sowie 150 ml Saft
(1 : 1 verdünnt mit Mineralwasser)

Vor dem Zubettgehen
1 Tasse Beruhigungstee aus Baldrian, Melisse oder Johanniskraut

Die klare Brühe ist praktisch kalorienfrei, strotzt aber nur so vor lebenswichtigen Vitaminen, Mineralstoffen und Spurenelementen. Auch ein guter Tipp für den normalen Speisezettel, wenn man sein Tagespensum an Kalorien schon übererfüllt hat, aber gerne noch etwas Warmes speisen möchte.

rezept für Basenbrühe (klare Gemüsebrühe)
Zutaten (für 2 Liter)
2 kg gemischtes Gemüse (Kartoffeln, Möhren, Sellerie, Rote Bete, Fenchel, Petersilienwurzel, Spargel, Brokkoli, Zucchini etc., aber keine blähenden Gemüse wie Lauch, Zwiebeln, Kohl, Wirsing, Kohlrabi), 2 Bund frische Gartenkräuter (etwa Petersilie, Dill, Kerbel, Thymian), 1 Lorbeerblatt, 2 Muskatblüten oder geriebene Muskatnuss, jeweils ein paar Pimentbeeren, Wacholderbeeren und Pfefferkörner, Vollmeersalz, Vitam Hefewürze

Zubereitung
Das Gemüse gründlich waschen, putzen, in kleine Stücke schneiden und in 2 Liter kaltem Wasser aufsetzen. Grob zerkleinerte Kräuter und Gewürze hinzufügen. Einmal kurz aufkochen, dann etwa 60 Minuten bei mittlerer Hitze leise kochen lassen. Zum Schluss das Gemüse durch ein feines Sieb oder Leintuch abseihen. Mit wenig Meersalz und Hefewürze abschmecken.

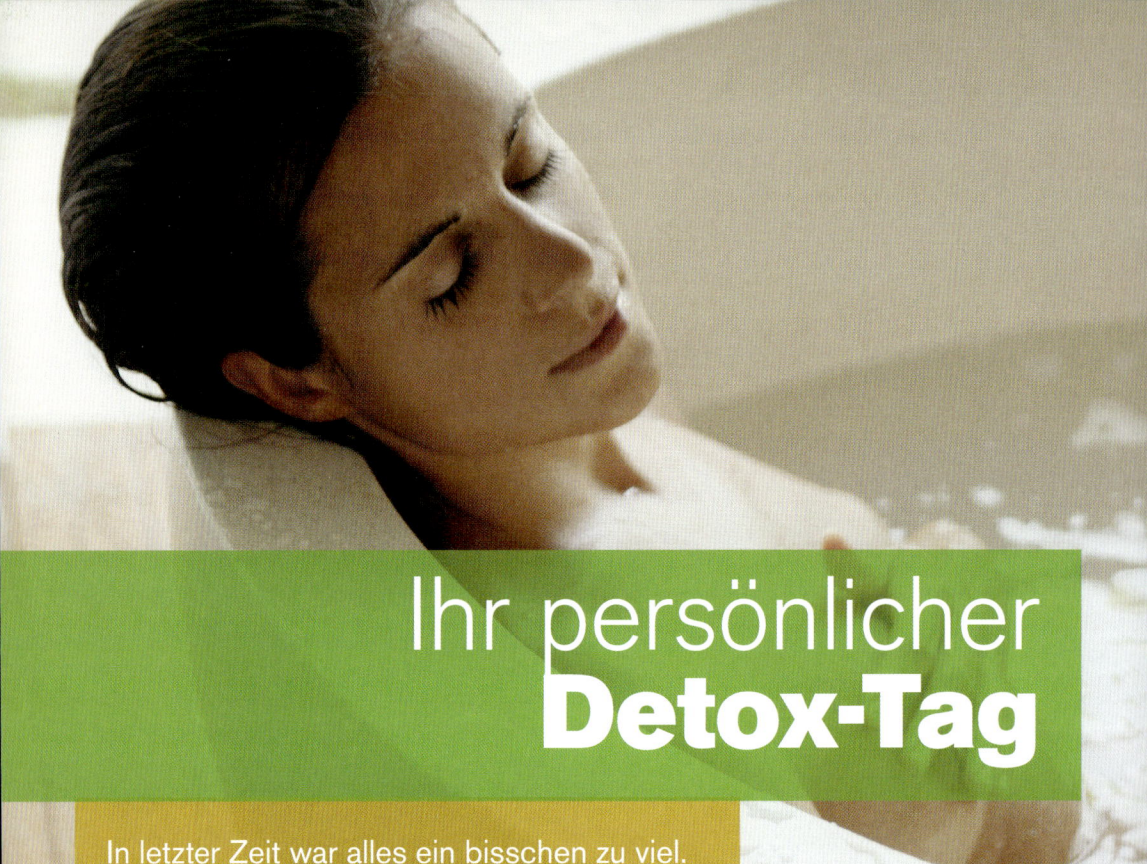

Ihr persönlicher
Detox-Tag

In letzter Zeit war alles ein bisschen zu viel. Keine Gelegenheit, etwas Gesundes einzukaufen und selber zu kochen, Fast Food statt Slow Food, Frustfuttern und Gewichtsalarm, die Messlatte für Alkohol deutlich zu hoch gehängt und tagtäglich dicke Luft im Stau. Auch Turnschuhe, Rucksack und Sauna-Utensilien verstauben langsam. Logisch, dass der Körper zunehmend Sperenzchen macht. Wieder ein Schnupfen im Anmarsch, Leibschmerzen, Kopfdruck, keine Lust und Energie. Höchste Zeit, Ballast abzuwerfen und frisch aufzutanken, am besten mit einem Detox-Tag.

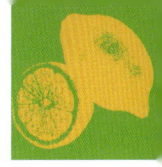

Wenig Aufwand, großer Gewinn

Nachlässigkeiten in Ernährung und Lebensstil können die Giftstoffbilanz in unserem Organismus deutlich verschlechtern. Doch dagegen kann schon ein einzelner Detox-Tag so einiges ausrichten, insbesondere wenn er regelmäßig erfolgt. Er ist ohne viel Aufwand durchzuführen, aber dennoch eine effektive Alternative zu einem längeren, komplexen Detox-Programm. Auch so ein einzelner Entlastungstag, wie er früher hieß, putzt das System gut durch, fördert den Energiefluss, stärkt die Gesundheit, verbessert Ausstrahlung und Aussehen. Besondere Disziplin ist dafür nicht erforderlich.

Wenigstens einmal im Monat

Es bringt schon viel, wenn Sie einen Tag im Monat zu Ihrem Gesundheitstag erklären, besser wäre es natürlich, einmal die Woche einen Tag Ihrer persönlichen Erneuerung zu widmen. Sie werden sehen, es macht Freude, sich etwas Gutes zu tun. Und vielleicht nehmen Sie Ihren persönlichen Detox-Tag gleich als Anstoß, auch künftig gesünder und schadstoffärmer zu essen, um gut auszusehen, fit zu bleiben und gesund alt zu werden.
Prinzipiell basiert ein einzelner Detox-Tag auf denselben Grundsätzen wie längere Entgiftungskuren. Die Ausleitungssysteme Darm, Niere, Leber, Lunge und Haut sollen milde zu einer verstärkten Ausscheidung angeregt werden. Dies geschieht über eine ausgewählte und reduzierte Ernährungsweise, reichlich kalorienarme Getränke, ein ausgewogenes Miteinander von Bewegung und Entspannung sowie gezielte Detox-Maßnahmen.

Was zu tun ist

Man kann den Entlastungstag, an dem der Organismus von der Verdauungsarbeit weitgehend entlastet wird, mit einer Reis-, Obst-, Kartoffel- oder Suppendiät etwas üppiger oder mit ausschließlich flüssiger Nahrung wie Tee und Säften knapper gestalten.
Zum Eingewöhnen sind die reichhaltigeren Monodiäten vielleicht sinnvoller, Fortgeschrittene mögen vermehrt reine Trinktage einlegen. Wer weitgehend gesund ist, kann so einen Entlastungstag ohne Weiteres durchführen. Besondere Vorbereitungen oder Anlaufzeiten sind für das kurze Programm

tipp
Im Reformhaus werden wohlschmeckende Fastentees mit ausgewählten Kräutermixturen angeboten, die die Reinigungs- und Ausleitungsvorgänge perfekt fördern.

Schon ein einzelner Fastentag verstärkt die Produktion bestimmter Wachstumshormone wie Somatotropin, die für die Zellerneuerung, den Abbau von Fettdepots sowie das Wachsen der Muskeln bedeutsam sind.

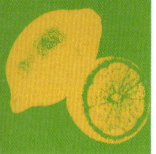

Wärme beschleunigt den Blutstrom in den Kapillaren der Leber und lässt die Versorgung der Leberzellen mit Nährstoffen und die Reinigung von Abfallstoffen schneller vonstattengehen.

nicht nötig. Manchen fällt es leichter, den Tag stets gleich zu gestalten, andere mögen es abwechslungsreicher. Bringen Sie auch persönliche Ideen und Vorlieben ein. Wichtig ist, an den Kurtagen Bestimmtes zu tun und anderes zu lassen, achten Sie daher auf bestimmte Dos und Don'ts. Und denken Sie daran: Entschlackungstage sind immer Trinktage.

Zur Gestaltung Ihres persönlichen Gesundheitstages

→ Morgengymnastik: Radeln Sie noch im Bett, auf dem Rücken liegend, in den Tag, abwechselnd vorwärts und rückwärts.

→ Wiegen: Stellen Sie sich morgens auf die Waage und notieren Sie Ihr Gewicht. Wenn Sie diesen Fastentag regelmäßig beibehalten, werden Sie einen allmählichen Abwärtstrend feststellen. Das wird Sie darin bestärken, diesen Gesundheitstag konsequent beizubehalten.

→ Muntermacher: Mit einer Massagebürste von Kopf bis Fuß in kreisenden Bewegungen immer auf das Herz zubürsten. Das regt den Kreislauf an und pflegt die Haut.

→ Wechselduschen: Duschen Sie wechselweise warm und kalt. Zum Abschluss kalt, leicht abtropfen und die noch feuchte Haut einölen.

→ Frische Luft: Spazieren gehen, laufen, sich bewegen.

→ Mittagsruhe: Schlafen oder ruhen Sie mit einer Wärmflasche auf dem Bauch.

→ Die Abwehr stärken: Ein Besuch im Dampfbad oder im schonenden Sanarium hält fit. Aber nicht mehr als ein bis zwei Gänge.

→ Abendentspannung: Duftendes Schönheitsbad, erbauliche Musik oder Lektüre.

achtung
Wer chronisch krank ist und regelmäßig Medikamente einnehmen muss, sollte vor einem Fastentag vorsichtshalber den Rat seines Arztes einholen.

Welcher Fastenplan ist für mich der richtige?

Zuerst werden zwei Trinkkuren vorgestellt, wobei nur Flüssiges in Form von verdünnten Säften und honiggesüßten Tees aufgetischt wird. Reine Trinktage sind besonders wirkungsvoll. Die Energiezufuhr beträgt nur etwa 300 Kilokalorien am Tag, dennoch wird man satt, auch, weil die

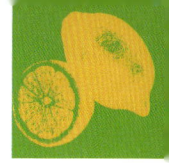

don'ts für Ihren Detox-Tag

→ Verzichten Sie möglichst auf Nikotin, Alkohol oder Koffein.

→ Versuchen Sie, an diesem einen Tag aufwühlende Diskussionen um Politik, Partnerschaft oder Berufsprobleme auszusparen. Gönnen Sie sich stattdessen eine beschauliche Feierabendgestaltung.

→ Vermeiden Sie größere Anstrengungen.

dos für Ihren Detox-Tag

→ Trinken Sie mindestens 1 ½ Liter Wasser am Tag, salzarmes Mineralwasser oder gutes Trinkwasser, darüber hinaus Kräutertees oder verdünnte Säfte. „Flüssige Mahlzeiten" sind dabei nicht eingerechnet.

→ Brühen Sie frühmorgens eine Kanne Kräutertee auf. Trinken Sie gleich nach dem Aufstehen ein bis zwei Tassen davon, dann alle paar Stunden. Abends sollte die Kanne leer sein. Haben Sie es schon einmal mit Petersilientee versucht? Rezept siehe Seite 128.

→ Richten Sie sich, was Speisen und Getränke anbelangt, in etwa nach den folgenden Fastenplänen.

→ Nehmen Sie von flüssiger oder fester Nahrung jeweils nur so viel zu sich, bis Sie knapp gesättigt sind. Wer mit den vorgeschlagenen Portionen nicht zurechtkommt, trinkt zusätzlich ein Glas Wasser oder Kräutertee.

→ Gönnen Sie sich genügend Ruhe. Aber auch ein-, zweimal am Tag eine halbe Stunde leichte körperliche Bewegung gehören in den Tagesablauf, etwa Walken, Joggen, Schwimmen, Radfahren oder leichte Gartenarbeit.

→ Füllen Sie eine Wärmflasche mit heißem Wasser und legen Sie sie auf den rechten Oberbauch. Geben Sie darüber ein trockenes Frottiertuch und ruhen Sie eine Zeit lang, am besten nach den Mahlzeiten. Wärme tut der Leber gut.

Gartenarbeit mit Gräsern, Blumen und Kräutern erdet und stabilisiert.

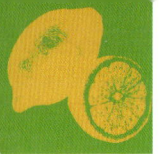

tipp

Geben Sie 3 EL frisch gehackte Petersilie in eine Teekanne. Fügen Sie ¾ l kochendes Wasser hinzu. Den Sud 15 Minuten bedeckt ziehen lassen, dann abseihen, kühl stellen und über den Tag verteilt trinken.

extras

Nehmen Sie morgens 1 TL Heilerde (für innere Anwendung) mit einem Glas Wasser oder Tee ein.

Nehmen Sie täglich ein hoch dosiertes Multivitamin- und Mineralstoffpräparat ein.

Verzehren Sie täglich einen probiotischen Drink. Darin enthaltene nützliche Bakterien stärken die körpereigenen Abwehrkräfte.

1 TL Leinsamen am Tag wirkt verdauungsfördernd.

Nehmen Sie viermal täglich je 1 EL Heilpflanzensaft (50 ml) aus dem Reformhaus ein. Brennnessel-, Löwenzahn- oder Artischockensaft sind ideale Begleiter einer jeden Fasten- oder Diätmaßnahme, weil sie alle Entgiftungsorgane tüchtig unterstützen.

„flüssige Fastenspeise" andächtig gelöffelt werden sollte. So erzielt man einen höheren Sättigungsgrad als beim raschen Trinken. Die Verdauungsorgane können bei dieser Art von Ernährung weitestgehend ruhen, die Vitalstoffzufuhr ist aber dennoch so gut, dass keine Mängel auftreten können. An einem Trinktag wird der Organismus tief greifend entschlackt, entgiftet und entsäuert.

Die reduzierte Nährstoffaufnahme gibt Raum, Altlasten abzubauen, und die viele Flüssigkeit schwemmt aus. Dies gilt für Gewebe, Darm und Blut. Aus dem Blut werden noch vorhandene Eiweißreste und Fettsäuren aus der Nahrungsverwertung sofort als Reserven genutzt mit der Folge verbesserter Werte.

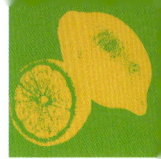

Beim Fasten speisen

Bei den übrigen Tagesplänen darf gefuttert werden. Essen und fasten, wie geht das zusammen?, mögen manche fragen. Es geht – allerdings dürfen nur wenige, vorwiegend pflanzliche Lebensmittel verzehrt werden. Man spricht dann von Monodiäten, die fast genauso wie klassische Trinkkuren dem gesamten Organismus eine spürbare Regeneration erlauben.

Speisen wie zum Beispiel pürierte Gemüsesuppen, Reisbrei, Pellkartoffeln, Obst, Gemüse oder Weizenschrot sind energiearm und leicht verdaulich. Das heißt, sie können schon in den oberen Dünndarmabschnitten resorbiert werden, unterer Dünndarm und Dickdarm haben dabei praktisch Urlaub. Sobald diese Kriterien erfüllt sind, kann auch feste Kost das Prädikat „Fastenspeise" für sich in Anspruch nehmen.

Dieses Prädikat beinhaltet aber noch mehr: Fastenspeisen liefern lebenswichtige und gesundheitsfördernde Vitalstoffe wie beispielsweise Enzyme und sind wegen ihres reichen Mineralstoffgehalts in der Regel basenüberschüssig, das heißt, dass sie im Organismus für ein höheres Aufkommen an notwendigen Basen sorgen. Basen neutralisieren Säuren und wirken damit Übersäuerungen entgegen, wie sie hauptsächlich durch den übermäßigen Genuss von tierischen Nahrungsmitteln, denaturierten Kohlenhydraten (Weißmehl, Zucker) und Alkohol entstehen. Obwohl man weniger isst als sonst, funktioniert die Verdauung weiterhin gut, denn Faserstoffe halten die Darmperistaltik hervorragend in Schwung.

In der Fastenpraxis wird auch bei Trinkkuren „gegessen". Mit Wasser verdünnte Säfte speist man am Tisch sitzend mit dem Löffel, Gemüsebrühe sowieso. Man spricht daher auch von „flüssigen Fastenspeisen".

Typgerechtes Fasten

Wählen Sie den geeigneten Fastenplan je nach Ihrer Konstitution und Ihren Vorlieben. Wer gerne mit Säften seinen Durst stillt, vielleicht einen Entsafter daheim hat und mit Frucht- und Gemüsekombinationen experimentieren mag, ist mit Trinktagen sehr gut bedient. Ebenso, wer übergewichtig ist oder seine Laborwerte korrigieren möchte.

Sehr Schlanke, die nicht abnehmen müssen, oder Personen, die leicht frieren, fühlen sich vermutlich wohler, wenn Sie etwas essen und kauen dürfen. Die vorwiegend pflanzlichen Einformdiäten sind auch für jene gedacht, die aus gesundheitlichen Gründen eigentlich fasten sollten, es sich aber nicht so richtig zutrauen.

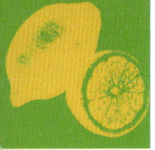

Die Gepflogenheit,
zur Entgiftung heißes
beziehungsweise war-
mes Wasser zu trinken,
geht auf traditionelle
ayurvedische Reini-
gungsprozeduren zu-
rück. Viele schwören
darauf und behalten
diese Angewohnheit
ein Leben lang bei (sie-
he auch „Die besten
Entgiftungshilfen von
A bis Z", Seite 148).

Sehr effektiv:
Saft- und Wassertag

Dies ist ein reiner Trinktag, eine Kombination aus Heißwassertrinken und
Saftfasten. Am Morgen und im Verlauf des Vormittags trinkt man vorwiegend reinigendes Heißwasser mit einigen Spritzern Zitronen- oder Limonensaft. Erst zum Mittagessen nimmt man ein Glas naturreinen Saftes mit
vielen Vitaminen, Mineralstoffen und Spurenelementen zu sich.

Auf diese Weise wird erst einmal nur die allgemein übliche nächtliche Nah-
rungspause von acht bis zwölf Stunden bis zum Mittagessen hinaus ausge-
dehnt. Man spricht auch von Morgenfasten. Der Organismus bleibt dabei
von der Nacht her umgeschaltet auf den Abbau von körpereigenen Energie-
depots. Sie werden also nichts vermissen, wie Sie es auch nachts nicht tun.
So ein strikter Trinkplan bietet sich an, wenn man ein paar Tage deutlich zu
viel gefuttert hat. Er ist auch sehr gut als Umstellungstag für eine anschlie-
ßende Diät geeignet.

Das erwartet Sie: Etwa 300 kcal in Form von zwei bis drei Gläsern naturreinen Obst- oder Gemüsesaftes, dazu viel heißes Wasser mit Zitrone oder
Limone. Verzichten Sie bei dieser Detox-Form auf alle Extras von Seite 128
außer auf die Einnahme von Heilerde.

Fastenplan

Nach dem Aufstehen
1 großes Glas heißes Wasser
Frühstück
1 großes Glas heißes Wasser mit einigen Spritzern Zitrone oder Limone,
dazu Kräutertee Ihrer Wahl
Vormittags
1 großes Glas heißes Wasser mit etwas Zitronen- oder Limonensaft
Mittagessen
1 großes Glas Tomatensaft (Direktsaft oder frisch gepresst) oder anderen Saft Ihrer Wahl, Kräutertee nach Belieben

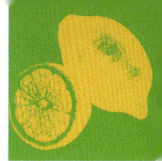

Nachmittags
1 großes Glas heißes Wasser mit etwas Zitrone oder Limone
Abendessen
1 Glas naturreinen Ananas-, Orangensaft oder anderen Saft Ihrer Wahl,
dazu Kräutertee
Vor dem Zubettgehen
2 Tassen Kamillentee mit etwas Honig gesüßt

wellness**tipp**

Bauchmassage nach Rosendorff

Die Selbstmassage regt sanft die Peristaltik des Darms an, stimuliert die Verdauung und verbessert die Durchblutung aller Bauchorgane. Sie wird im Bett durchgeführt oder am Boden auf einer Yogamatte, morgens vor dem Aufstehen oder abends.

→ Legen Sie sich bequem auf den Rücken und winkeln Sie die Beine an.

→ Streichen Sie mit der flachen Hand und mit leichtem Druck im Uhrzeigersinn über Ihren Bauch. Zuerst außen herum in großen Kreisen, dann in immer kleineren Kreisen bis zum Bauchnabel und wieder zurück. Führen Sie die Übung mindestens 5 Minuten lang sehr bewusst und langsam aus.

→ Streichen Sie nun in der Bauchmitte unter der Brust beginnend von oben nach unten über den Bauch. Wiederholen Sie dies mehrmals. Anschießend noch etwas liegen bleiben und nicht rasch aufstehen.

tipp

Limonen sind säureärmer als Zitronen und von daher bekömmlicher. Viele bevorzugen aber bewusst die herbere Zitrone in ihrem Heißwasser-Cocktail.

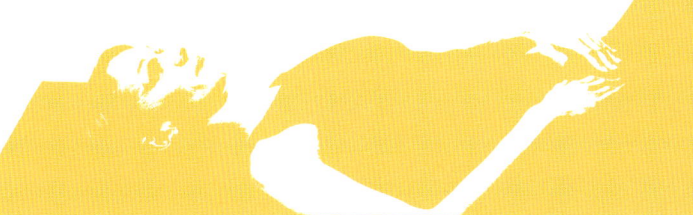

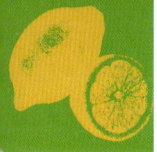

tipp

Man kann die jeweilige Saftportion einfach pur in kleinen Schlucken trinken. Es empfiehlt sich aber, um besser satt zu werden, Säfte im Verhältnis 1:1 mit Mineralwasser zu verdünnen und mit dem Löffel zu essen.

Mit Rohsäftefasten die Speicher füllen

Hierbei handelt es sich abermals um eine reine Trinkkur, die auf die Mediziner Eugen Heun und Norman Walker („Fresh Vegetable Juice", erschienen 1936) zurückgeht. Im Mittelpunkt stehen frisch gepresste Obst- und Gemüsesäfte und Heilpflanzensäfte aus dem Reformhandel. Die „flüssige Rohkost" ist rasch verdaut und alle guten Wirkstoffe kommen dem Körper unmittelbar zugute, indem sie ohne Umschweife resorbiert werden können. Um ein möglichst breites Wirkungsspektrum zu erzielen, kombinieren Sie am besten Säfte, die sich in ihrem Gehalt an bioaktiven Substanzen ergänzen. Grundsätzlich spenden Fruchtsäfte viele Vitamine, vor allem Vitamin C. Gemüsesäfte heben dagegen den Mineralstoffspiegel an und werden im Organismus basisch verstoffwechselt.

Speziell Vitamin C wirkt ja an den meisten Stoffwechselvorgängen maßgeblich mit, so auch an der Entgiftung. Umweltärzte gehen unter anderem mit hoch dosierten Vitamin-C-Gaben gegen Schwermetallbelastungen vor. Wählen Sie die Heilpflanzensäfte entsprechend Ihrer persönlichen Befindlichkeit aus, etwa Weißdorn zur Herzstärkung oder Sellerieknolle bei rheumatischen Erscheinungen. Die Palette ist weit gefächert. Im Reformhaus wird man Sie gerne beraten. Im Zweifelsfall sind Sie mit fastenunterstützendem Brennnessel-, Artischocken- oder Löwenzahnsaft stets gut bedient, die Leber, Niere und Darm bei der Entgiftungsarbeit kräftig unterstützen.

Mit Rohsäftefasten werden leer geräumte Reservespeicher wieder aufgefüllt, wie das bei einer allgemeinen Abwehrschwäche oder zum Ausgleich einer ungesunden Lebensphase nötig werden kann.

info

Wählen Sie Obst- und Gemüsesäfte von bester Qualität. Vorbildlich wäre es, jede einzelne Portion mit dem Entsafter frisch herzustellen und ohne Verzug zu verspeisen. Mit jeder Minute, die die flüssige Rohware Licht und Sauerstoff ausgesetzt ist, schrumpft die Menge der wertvollen Inhaltsstoffe. Wer nicht selbst presst, kann auf Säfte aus dem Reformhandel ausweichen. Achten Sie aber unbedingt auf die Bezeichnung „Saft" auf dem Etikett sowie die Prädikate „naturrein" oder „naturbelassen". Letzteres besagt, dass auf chemische Bearbeitung sowohl des Saftes als auch der verarbeiteten Früchte und Gemüse verzichtet wurde. Bevorzugen Sie ansonsten Bioprodukte.

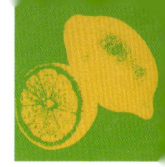

 Das erwartet Sie: 750 ml Saft, aufgeteilt in 300 ml Obstsaft, 300 ml Gemüsesaft und 150 ml Heilpflanzensaft. Die Säfte werden wie beim Buchinger-Fasten im Verhältnis 1:1 mit Mineralwasser verdünnt und behutsam gelöffelt. Weitere Heilpflanzensäfte wie bei den Extras von Seite 128 angegeben, sind bei dieser Fastenform nicht nötig.

Fastenplan

Nach dem Aufstehen
50 ml Heilpflanzensaft Ihrer Wahl

Frühstück
2 Tassen Tee (beliebig) mit Zitrone sowie 200 ml Obst- oder Gemüsesaft, verdünnt mit Mineralwasser (1:1)

Vormittags
Mindestens 2 Gläser Mineralwasser

Mittagessen
50 ml Heilpflanzensaft, dazu 200 ml Obst- oder Gemüsesaft, verdünnt mit Mineralwasser (1:1)

Nachmittags
Mindestens 2 Gläser Mineralwasser, 2 Tassen Kräutertee (eventuell mit Honig gesüßt)

Abendessen
50 ml Heilpflanzensaft, dazu 200 ml Obst- oder Gemüsesaft, verdünnt mit Mineralwasser (1:1)

Vor dem Zubettgehe
1–2 Tassen Beruhigungstee aus Baldrian, Melisse oder Johanniskraut

Ein reiner Obst- und Gemüsetag

Diese Art der Entlastung liegt in der warmen Jahreszeit besonders nahe, wenn die Tafel mit frischen Früchten und essbaren Pflanzen reich gedeckt ist und man wegen der Hitze weniger das Bedürfnis nach warmen Speisen verspürt.

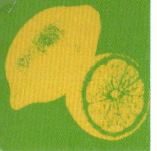

tipp

Versuchen Sie doch
einmal den klassi–
schen Fruchttag nach
Professor Heupke:
je etwa 400 Gramm
Äpfel, Birnen und
Bananen.

Die Ballaststoffe in den Vegetabilien binden Giftstoffe im Darm und fördern auf natürliche Weise die Verdauung. Vor allem Gemüse ist basenbildend und neutralisiert mit Kalium, Kalzium oder Magnesium überschüssige Säuren im Organismus. Daneben entlastet die Obst- und Gemüsediät den Stoffwechsel, senkt Harnsäure- und Blutfettwerte, baut überschüssiges Eiweiß ab und reduziert Wassereinlagerungen in den Geweben.

Gerade die B-Vitamine in der Grünkost wie Folsäure oder Niacin (Vitamin B_3) spielen bei der Entgiftungsarbeit im Organismus wichtige Rollen. Niacin soll beispielsweise dabei helfen, Genuss- oder Rauschgifte rascher aus dem Blut zu schaffen. Besonders viel von diesem Reinigungsvitamin steckt in Hefe oder Weizenkleie, die man großzügig über seinen Gemüseteller streuen sollte.

Auch die Farb- und Geschmacksstoffe in den Pflanzen, die Flavonoide, leisten unverzichtbare Beiträge beim innerkörperlichen Saubermachen. Sie bekämpfen nicht nur freie Radikale äußerst effektiv, sie stärken, wie Versuche zeigten, auch die Aktivität von Entzündungsenzymen in der Leber.

 Das erwartet Sie: Circa 2 Pfd. Obst- und Gemüse

Fastenplan

Nach dem Aufstehen
1 großes Glas heißes Wasser mit dem Saft von ½ Zitrone
Frühstück
Beliebig gemischtes Obst, etwa Erdbeeren, Banane, Kiwi;
dazu Kräutertee
Vormittags
1 großes Glas heißes Wasser mit dem Saft von ½ Zitrone, ein kleiner Apfel (oder eine andere Frucht)
Mittagessen
1 Portion Früchte Ihrer Wahl, etwa heimische Beeren, Weintrauben, Kirschen oder Pflaumen; dazu Kräutertee
Nachmittags
1 großes Glas heißes Wasser mit dem Saft von ½ Zitrone

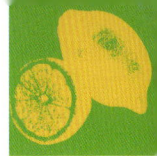

Abendessen

1 Teller kurz gedünstetes Gemüse, etwa Brokkoli, Möhre, Spinat, Spargel, Zucchini, Paprikaschote, Tomate, mit Salz, Pfeffer, wenig Öl und frischen Kräutern verfeinert, mit etwas Edelhefe oder Weizenkleie bestreut; dazu Kräutertee

Vor dem Zubettgehen

2 Tassen Kamillentee mit etwas Honig gesüßt

wellness**tipp**

Das innere Lächeln

Entgiften hat immer auch eine seelische Komponente. Dabei kann eine Übung aus dem jahrtausendealten chinesischen Qigong helfen. Sie beruhigt und verhilft zu einer freundlichen, liebevollen Einstellung – gegenüber sich selbst, den Mitmenschen, eigentlich dem Leben schlechthin.

→ Beginnen Sie damit, dass Sie ein leises Lächeln um Ihren Mund spielen lassen. Ihr Gesicht klart auf, der Köper entspannt sich, die Augen bekommen Glanz.

→ Stellen Sie sich vor – das ist der wichtigste Teil –, wie sich das Lächeln nach innen verbreitet, wie Sie mit dem gesamten Körper, mit dem Herzen lächeln. Sie empfinden Freude, Wärme und Sanftmut.

→ Rufen Sie sich das „innere Lächeln" tagsüber immer wieder in Erinnerung. Lassen Sie es zu. Es ist der Grundstock für Gelassenheit und Lebensfreude.

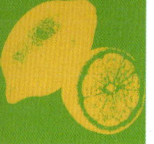

Suppenfasten ist super!

Suppenfasten ist eine sehr bekömmliche Form des „Fastens ohne zu fasten", denn dreimal täglich füllt ein Teller mit warmer Suppe Ihren Magen.

Die Morgensuppe aus Haferflocken ist eine wahre Wundersuppe, die man sich auch im Alltag öfter gönnen sollte. Hafer bindet überschüssige Magensäure und ist bei regelmäßiger Anwendung ein erprobtes Naturheilmittel gegen Magenschleimhautentzündungen. Auch gegen zu viel Gallensäure im Darm wirkt Hafer, was sich auf den Cholesterinspiegel deutlich günstig auswirkt.

Der gequollene Brei zieht zudem Schadstoffe und unerwünschte Bakterien im Verdauungsbereich an sich, was die Leber entlastet. Spezielle Inhaltsstoffe des Haferkorns wirken sich nicht zuletzt positiv auf eine angegriffene Bauchspeicheldrüse aus.

Die Basensuppen für Mittag- und Abendessen sind pürierte Gemüesuppen. Farbenfrohe Gemüsesorten, aus denen sie schonend zubereitet werden, entwässern und entgiften auf vielfältige Weise und erleichtern es dem Organismus, säureneutralisierende Basen zu bilden. Sie spenden reichlich Enzyme, Mineralstoffe, Spurenelemente und andere bioaktive Substanzen, sind magenschonend, leicht verdaulich und helfen entzündliche Prozesse im Magen-Darm-Bereich leichter abzuheilen.

So ein Suppentag eignet sich gut für ältere, empfindliche und sehr schlanke Personen und solche, die leicht frieren. Ganz besonders ist er bei Magenproblemen zu empfehlen.

 Das erwartet Sie: Morgensuppe aus Haferflocken, mittags und abends je 1 Teller bekömmliche Gemüsepüreesuppe

Fastenplan

Nach dem Aufstehen
1 großes Glas warmes Wasser
Frühstück
1 Teller Haferflockensuppe, dazu 2 Tassen Tee, eventuell mit Honig

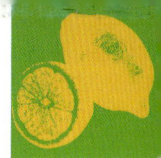

Vormittags

Mindestens 2 Gläser Mineralwasser, eventuell mit Zitrone

Mittagessen

1 Teller Basensuppe, dazu Kräutertee oder Mineralwasser

Nachmittags

2 Gläser Mineralwasser und 2 Tassen Kräutertee, eventuell mit Honig

Abendessen

1 Teller Basensuppe wie mittags, dazu Kräutertee

Vor dem Zubettgehen

1 Tasse Beruhigungstee aus Baldrian, Melisse oder Johanniskraut

rezept Haferflockensuppe

Zutaten (für 1 Portion)

3–4 EL Haferflocken, eventuell 100 ml fettarme Milch, flüssiger Süßstoff oder Honig, Zimt, eventuell 2 EL Birnensaft (oder anderen Obstsaft) oder 1 EL Sanddorn-Vollfrucht

Zubereitung

Die Haferflocken in ½ Liter kaltem Wasser (oder in einem Gemisch aus 400 ml Wasser und 100 ml fettarmer Milch) aufsetzen, bei mäßiger Hitze 5 bis 10 Minuten kochen und ausquellen lassen. Nach Belieben Süßstoff oder Honig einrühren, mit Zimt bestreuen und sofort verzehren.

Wer mag, gibt noch etwas Sanddorn-Vollfrucht oder Obstsaft darüber.

Säureüberschuss entsteht im Körper infolge des übermäßigen Genusses von tierischen Fetten, zu viel Fleisch (wegen der Aminosäure Methionin), Weißmehl und Alkohol.

fitness**tipp**

Gehen im Wasser

Beim Gehen in einem Wasserbecken wird besonders viel Fett verbrannt, weil Sie gegen den Widerstand des Wassers viel Kraft aufwenden müssen. Das hat fast den gleichen Effekt wie Bergsteigen.

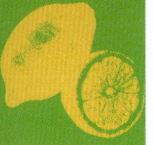

rezept Basensuppe

Zutaten (für 2 Portionen)

2 mittelgroße Kartoffeln, 300 g Gemüse (Karotten, Fenchel, Spargel, Petersilienwurzel, Sellerieknolle etc.), einige Tropfen Olivenöl, 500 ml Gemüsebrühe (instant), getrockneter Majoran oder Thymian, 1 Lorbeerblatt, Pfeffer aus der Mühle, Salz, etwas geriebene Muskatnuss, frische Gartenkräuter

Zubereitung

Kartoffeln schälen und ebenso wie das geputzte Gemüse in Würfel schneiden. Olivenöl in einer beschichteten Pfanne erhitzen und das Gemüse 2 bis 3 Minuten andünsten, mit Gemüsebrühe aufgießen und die Gewürze

tipp für alle Tage

Gemüsesuppen schmecken gut. Es wertet auch den normalen Speiseplan enorm auf, wenn solche Gemüsepüreevariationen öfter in der Woche vorkommen. Nehmen Sie als Basis neben Kartoffeln auch Leguminosen, sprich Hülsenfrüchte, die den höchsten Eiweißgehalt unter allen pflanzlichen Lebensmitteln, viele Ballaststoffe für den Darm und gute Vitalstoffe für Blut, Knochen und Nerven besitzen, dabei aber wenig Fett und Kalorien aufweisen.

Weiße Bohnen, ungeschälte Erbsen und Kichererbsen über Nacht einweichen lassen und dann etwa eineinhalb Stunden kochen lassen, Linsen und geschälte Erbsen brauchen weniger. Gesalzen wird erst nach dem Weichkochen. Wer mag, kann seine Suppe mit etwas Sahne, Pesto oder Parmesan verfeinern. Vor dem Auftischen frisch gehackte Kräuter darüberstreuen. Das gibt der Suppe den letzten Geschmacksschliff.

Doch Vorsicht! Für einen Entlastungstag sind Hülsenfrüchte nicht geeignet, weil manche Inhaltsstoffe nicht im oberen Verdauungstrakt aufgespalten werden. Sie zählen folglich nicht zu den leicht verdaulichen Fastenspeisen, die man zur Entgiftung einsetzt.

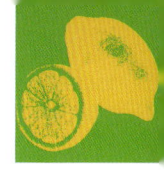

– außer Muskat – hinzufügen. Etwa 15 Minuten bedeckt bei niedriger Temperatur kochen lassen, bis das Gemüse weich ist. Dann das Gemüse mit einem Pürierstab pürieren oder mit der Gabel zerdrücken. Bei Bedarf noch mit etwas Brühe verdünnen. Suppe mit geriebener Muskatnuss verfeinern. Vor dem Servieren frische, gehackte Gartenkräuter darüberstreuen.

Ein Kartoffeltag erleichtert

Die Kartoffel ist eines der vielseitigsten vegetarischen Lebensmittel und dazu rundherum gesund. In ihr sind fast alle wichtigen Mineralien und Spurenelemente vereint, dazu gesellen sich wertvolle B-Vitamine sowie die meisten essenziellen Aminosäuren.

Für die stark entwässernde Wirkung der Kartoffel ist ihr hoher Gehalt an Kalium (450 mg/100 g) verantwortlich. Kalium ist ausschwemmend. Es entzieht den Geweben Wasser, da es chemisch gesehen dem wasserbindenden Kochsalz entgegenwirkt. Das ist nicht nur für die Figur von Vorteil. Es tut auch Herz und Nieren gut. So ist beispielsweise eine Kartoffel-Ei-Diät bei speziellen Nierenerkrankungen eine bewährte Maßnahme, die sogar Dialysepatienten Erleichterung bringt. Das Kalium leistet aber noch mehr: Es aktiviert den gesamten Zellstoffwechsel mit allen Entgiftungsvorgängen rund um unsere 70 Billionen Körperzellen, indem es über osmotische Prozesse die Wasserversorgung der Zellen regelt.

Ein weiterer Vorteil der gesunden Knolle sind die Mineralstoffe Molybdän und Chrom, die vor allem den Zucker- und Harnsäurestoffwechsel positiv beeinflussen. Auch für die Verdauung haben die „Erdäpfel" einiges zu bieten. Ihre Ballaststoffe binden Giftstoffe und stärken die Darmgesundheit. Daneben sind speziell Winterkartoffeln auch eine beachtliche Vitamin-C-Quelle: 20 Milligramm der antioxidativen Substanz stecken in 100 Gramm. Damit hat man früher in

wichtiger hinweis

Geben Sie kleineren Kartoffeln den Vorzug, die großen weisen oft einen höheren Nitrat- sowie Cadmiumgehalt auf. Schadstofffreiere Kartoffeln erhält man grundsätzlich beim Biobauern oder im Bioladen. Reichlich Vitamin C, zum Beispiel durch Zugabe von viel Petersilie, dämpft die Schädlichkeit der Nitrate. Ähnlich wirken spezielle Inhaltsstoffe der Tomaten. Keine Kartoffeln verwenden, die grüne Stellen (giftiges Solanin) aufweisen oder bereits auskeimen.

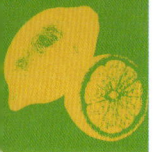

info

Um den Schatz an Vitaminen und Mineralstoffen bestmöglich zu erhalten: Die Kartoffeln in wenig Wasser kochen, und zwar in der Schale. Das verhindert, dass die wertvollen Stoffe ins Kochwasser übergehen. Verfeinern Sie Ihre Pellkartoffeln abwechselnd mit etwas Butter, Hefeflocken oder Magerquark mit gemischten Kräutern. Ergänzen Sie mit ein wenig geraspelter Rohkost oder gedünstetem Gemüse (zum Beispiel Tomaten, Karotten, Spargel, Schwarz- oder Petersilienwurzeln, Chicorée). Kochen Sie gelegentlich auch die Basensuppe von Seite 138 mit viel Kartoffeln und Gemüse.

Das deutsche Wort „Kartoffel" leitet sich vom italienischen „Tartufolo" für „Trüffel" her. Die Knollen heißen in deutschen Dialekten und Nationalsprachen auch: Ärpel, Bramburi, Erdbirn, Grumbeere, Grübling, Knulle, Potacke, Toffel oder Töffelen.

Europa die Mangelkrankheit Skorbut besiegt. Und 100 Gramm Kartoffeln haben nur 70 Kilokalorien. (100 g Nudeln mit oder ohne Ei übrigens 360!) Kartoffeln schützen, schonen, heilen!

Das erwartet Sie: 1–2 Pfd. Pellkartoffeln, Salat, Gemüse, Magerquark, Gemüsebrühe

Fastenplan

Nach Aufstehen
1 großes Glas heißes Wasser mit einigen Spritzern Zitrone/Limone

Frühstück
1 Pellkartoffel mit etwas Butter und Hefeflocken, 2 Tassen Tee (beliebig) mit Zitrone

Vormittags
Mindestens 2 Gläser Mineralwasser, eventuell mit Zitrone

Mittagessen
Pfannenkartoffeln mit Paprikaquark und Salat, dazu Kräutertee oder Mineralwasser

Nachmittags
2 Gläser Mineralwasser und 2 Tassen Kräutertee, eventuell mit Honig

Abendessen
1 Teller Gemüsebrühe (Rezept Basenbrühe Seite 123 oder instant), eventuell Kartoffelbrei aus 1 Pellkartoffel, dazu Kräutertee

Vor dem Zubettgehen
1 Tasse Beruhigungstee aus Baldrian, Melisse oder Johanniskraut

rezept Pfannenkartoffeln mit Salat

Zutaten (1 Portion)
2 mittlere Kartoffeln, ½ TL Öl, Kümmel, einige Blätter Kopfsalat, 3 Tomaten, 3 EL Magerquark, 2 EL Milch, Edelsüßpaprika, Petersilie

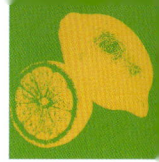

Zubereitung

Pinseln Sie eine beschichtete Pfanne mit dem Öl aus und geben Sie 1 Prise Kümmel hinzu. Halbieren Sie die geschälten Kartoffeln der Länge nach und legen Sie sie mit der Schnittfläche nach unten hinein. Zugedeckt auf kleinster Stufe etwa 30 Minuten garen.

Inzwischen den Salat waschen, die Tomaten in Scheiben schneiden und beides auf einem Teller anrichten. Den Magerquark mit Milch glatt rühren, mit Paprika abschmecken und mit gehackter Petersilie bestreuen. Quark und Kartoffeln zu Salat und Tomaten geben.

Ein Karottentag für Schönheit und Wohlbefinden

Einen Vorzugsplatz unter den Gemüsen nehmen Karotten durch ihren hohen Gehalt an dem Pflanzenfarbstoff Betacarotin ein, der Vorstufe für das lebenswichtige Vitamin A. Das macht sie zu veritablen Zellschützern, deren Wirkung einsetzt, wenn die Zelle schon angegriffen ist. Vitamin A fördert Reparaturprozesse und stärkt die Immunkräfte. „Cancer-Fighter" (Krebs-Schützer) nennen die Amerikaner deshalb das orangefarbene Gemüse.

Auch Ballaststoffe verbergen sich reichlich in der vielseitigen Wurzel, und zwar Pektin in Mengen, wie sie sonst nur noch Äpfel aufweisen. Pektin ist eine wasserlösliche Substanz mit vielfältigen Entgiftungsfunktionen. In einer Studie wurde beispielsweise gezeigt, dass es schädliche LDL-Cholesterinwerte zu senken vermag. Auch Darmproblemen kann man mit Pektin gut begegnen. Es bindet wasserlösliche Giftstoffe und pathogene Keime in den Verdauungsorganen und wirkt entzündungshemmend im Bereich der Darmschleimhäute.

Den meisten sind Möhren als das „Gemüse für die Augen und die Haut" bekannt. Das viele Vitamin A stärkt die Sehkraft, beugt Nachtblindheit vor und macht die Haut elastisch. Essen Sie also ruhig mal eine Möhre mehr. Unser Organismus muss nämlich Vitamin A ständig aufs Neue bilden und abspeichern. Nur in ausreichender Menge ist dieser Biostoff wirksam. Bei Vitaminmangel- und Erschöpfungszuständen, wie sie im Frühjahr gehäuft

Mit einem Glas Möhrensaft tun Sie Galle, Leber, Magen und Darm etwas Gutes. Es hilft bei Sodbrennen und tut überanstrengten Augen gut. Es stärkt die Abwehrkräfte und bekämpft wirkungsvoll freie Radikale im Organismus. Am besten gleich nach der Herstellung frisch trinken.

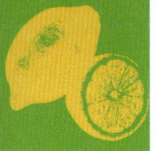

vorkommen, ist ein Möhrentag immer zu empfehlen. Denn die gelben Rüben liefern auch mehrere wertvolle B-Vitamine, das kostbare Spurenelement Selen sowie Bioflavonoide, die die Zellatmung unterstützen, daneben etwas Vitamin D, E und K, die Mineralstoffe Eisen, Magnesium, Kalzium und Phosphor.

 Das erwartet Sie: 1–2 Pfd. Möhren, Pellkartoffeln, Haferflocken

Fastenplan

Nach dem Aufstehen
1 großes Glas heißes Wasser mit dem Saft von ½ Zitrone /
Limone
Frühstück
Haferflockensuppe von Seite 137, 1 Glas Möhrensaft, 2 Tassen Tee,
eventuell mit Zitrone
Vormittags
Mindestens 2 Gläser Mineralwasser, eventuell mit Zitrone
Mittagessen
1 Pellkartoffel mit Möhrengemüse, dazu Kräutertee oder Mineralwasser
Nachmittags
2 Gläser Mineralwasser und 2 Tassen Kräutertee, eventuell mit Honig
Abendessen
Roh geraspelte Möhren mit einem Dressing aus Öl, Zitrone, Kräutersalz, Pfeffer, darüber frisch gehackte Petersilie, dazu Kräutertee
Vor dem Zubettgehen
1 Tasse Beruhigungstee aus Baldrian, Melisse oder Johanniskraut

rezept Möhrengemüse

Zutaten (1 Portion)
2–3 Karotten, ¼ Zwiebel, 1 TL Öl, ⅛ l Brühe (instant), 1 TL Sojamehl fettarm, ½ TL Ahornsirup, reichlich Petersilie
Zubereitung
Karotten mit dem Sparschäler schälen, in sehr dünne Scheiben schneiden, besser hobeln, die Zwiebel schälen und fein wiegen. Eine beschichtete Pfan-

wichtig
Das Wurzelgemüse möglichst wenig schälen, denn das Beste sitzt direkt unter der Haut, besser nur sauber bürsten. Essen Sie die Möhren entweder roh geraspelt oder ganz kurz gegart. Fügen Sie stets etwas Öl hinzu, weil die fettlösliche Vorstufe von Vitamin A erst so aus den Möhren herausgelockt werden kann. Kaufen Sie Biomöhren ein, schon weil sie besser schmecken.

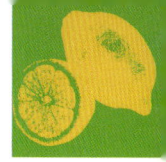

ne mit dem Öl auspinseln, Zwiebelwürfel darin glasig dünsten, Karotten-scheiben zugeben, mit der Brühe ablöschen und etwa 3 Minuten köcheln lassen, sodass die Möhren noch Biss haben. Das Gemüse beliebig kurz vor Ende der Garzeit mit Sojamehl (oder normalem Mehl) binden, mit Ahorn-sirup verfeinern und mit gehackter Petersilie bestreut servieren.

Ein Reistag strafft die Haut

tipp
Verfeinern Sie das Möhrengemüse beliebig mit frischen Kräutern und Gewürzen, aber nehmen Sie möglichst wenig Salz. Essen Sie dazu entweder mittags oder abends Pellkartoffeln.

Reistage wirken sich bei erhöhtem Blutdruck positiv aus, vor allem dann, wenn der untere diastolische Druck zu hoch ist. In den 1940er-Jahren, als es noch keine entsprechenden Medikamente gab, wurde Bluthochdruck übli-cherweise mit einer Reis-Früchte-Diät behandelt, die unserem Reisschalttag sehr nahekommt.

Reis entwässert auch deutlich. Der recht hohe Kaliumanteil (238 mg pro 100 g Naturreis) bewirkt die Ausschwemmung von Wasser und damit auch unerwünschten Stoffwechselprodukten über die Nieren. Wegen des gerin-gen Natriumgehalts (10 mg / 100 g) wird gleichzeitig weniger Wasser im Ge-webe gespeichert.

Reis enthält kein Cholesterin und wirkt ausgleichend bei erhöhten Werten. Die schleimbildenden Stoffe im Reis besänftigen Verdauungs- und Durch-fallerkrankungen. Viel Phosphor (282 mg / 100 g) stärkt Knochen und Zäh-ne und ist für die Energiegewinnung in den Körperzellen unverzichtbar. Es gibt die wissenschaftliche Ansicht, dass 80 Prozent unserer Energie für die Entgiftung unseres Organismus gebraucht werden. Und ohne Phosphor gäbe es keine Energieerzeugung in den Mitochondrien der Zellen.

Geben Sie Naturreis gegenüber bearbeitetem, geschliffenem Reis den Vor-zug. Erst das hauchdünne „Silberhäutchen" und der ölhaltige Keimling ma-chen die Reiskörner zur vollwertigen Kost mit vielen Vitaminen (A, B_1, B_2, Niacin, Pantothensäure, E, K), Mineralien (Kalium, Magnesium, Kalzium, Eisen, Zink, Selen, Phosphor) sowie allen acht essenziellen Aminosäuren. Dazu zählt auch Cystein, der wichtigste Baustein unserer körpereigenen Entgiftungssubstanz Glutathion. Tausende von verschiedenen Schadstoffen neutralisiert der Organismus mit ihrer Hilfe. Auch im Kampf gegen freie Radikale ist sie unverzichtbar.

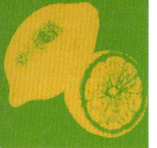

Ein schonender Reistag ist eigentlich für jedermann gut geeignet, besonders für jene mit erhöhtem Blutdruck, zu viel schädlichem Cholesterin im Blut und Wassereinlagerungen im Gewebe.

 Das erwartet Sie: Circa 250 g Vollwertreis (Trockengewicht) ohne Salz zubereitet, Gemüsebrühe, Äpfel, Gemüse

Fastenplan

Nach dem Aufstehen
1 großes Glas heißes Wasser mit dem Saft von ½ Zitrone/Limone

Frühstück
Sojamilchreis mit etwas Zimt, dazu 1 gedünsteter Apfel, 2 Tassen Tee (beliebig) mit Zitrone

Vormittags
Mindestens 2 Gläser Mineralwasser, eventuell mit Zitrone

Mittagessen
Reis in Wasser oder Brühe gekocht, dazu gedünstete Tomaten, Chicorée oder andere Gemüsesorten, Kräutertee oder Mineralwasser

Nachmittags
2 Gläser Mineralwasser und 2 Tassen Kräutertee, eventuell mit Honig

Abendessen
Gekochter Reis mit Hefeflocken, etwas Butter und frischen Kräutern, dazu Kräutertee

Vor dem Zubettgehen
1 Tasse Beruhigungstee aus Baldrian, Melisse oder Johanniskraut

rezept Reisschleimsüppchen

Zutaten (1 Portion)
½ l Wasser, 3 EL Vollwertreis

Zubereitung
Geben Sie den Reis ins Wasser und bringen Sie ihn zum Kochen.

Polierter Reis enthält im Durchschnitt nur ein Viertel so viele Mineralstoffe und Vitamine wie Naturreis.

700 Milligramm Phosphor brauchen wir täglich. Mehr sollte es aber nicht sein. Deshalb ist speziell zu viel Käse (Phosphor pro 100 g Käse: Butterkäse 800 mg, Gouda 800 mg, Emmentaler 1000 mg, Schmelzkäse 1000 mg) nicht empfehlenswert.

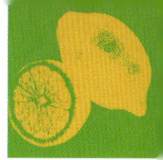

20 Minuten auf kleinster Flamme köcheln lassen, vom Herd nehmen und die Masse durch ein Sieb streichen.

Würzen Sie die Suppe beliebig mit einigen Körnchen Salz, Hefeextrakt, etwas Honig, Obst- oder Gemüsesaft.

rezept Sojamilchreis

Zutaten (1 Portion)

¼ l Sojadrink Vanille, ½ Tasse Rundkornvollreis, Zimt

Zubereitung

Den Sojadrink mit dem Reis langsam erhitzen, den Herd herunterschalten und den Reis circa 30 Minuten quellen lassen, bis die Flüssigkeit aufgesogen ist. Den Reis mit Zimt bestreuen und eventuell mit ein wenig Ahornsirup süßen.

Ein Weizendiättag für die schlanke Linie

Weizendiät ist ein Fertigprodukt aus dem Reformhaus (zum Beispiel nach Dr. Argyris Kousa). Dabei handelt es sich um Vollkornweizenschrot, der

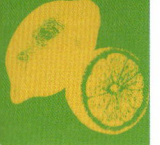

zusätzlich mit Ballaststoffen, Eiweiß, ungesättigten Fettsäuren, Vitaminen und Mineralstoffen angereichert wurde. Ein Weizendiättag bietet sich für alle an, die entschlacken und ihr Gewicht verringern oder halten wollen, aber nicht viel Zeit auf die Essensvorbereitung verwenden möchten, sozusagen „Detox to go". So ein Weizendiättag reinigt den Magen-Darm-Kanal, entwässert und entlastet Herz und Kreislauf.

 Das erwartet Sie: 120 g Vollkorn-Weizendiät, Obst, Gemüse, Joghurt

Fastenplan

Nach dem Aufstehen
1 großes Glas heißes Wasser mit dem Saft einer halben
Zitrone / Limone

Frühstück
Weizendiät-Frühstück, 2 Tassen Tee (beliebig) mit Zitrone

Vormittags
Mindestens 2 Gläser Mineralwasser, eventuell mit Zitrone

Mittagessen
Weizendiät mit Champignons und Kräutern, dazu Kräutertee oder
Mineralwasser

Nachmittags
2 Gläser Mineralwasser und 2 Tassen Kräutertee, eventuell
mit Honig

Abendessen
Vollkorn-Weizendiät mit Kompott oder gedünstetem Gemüse, dazu
Kräutertee

Vor dem Zubettgehen
1 Tasse Beruhigungstee aus Baldrian, Melisse oder Johanniskraut

Grundrezept (1 Portion)

Rühren Sie für eine Mahlzeit 5 EL (40 g) Weizendiät mit 200 ml kaltem oder warmem Wasser an, verfeinern Sie mit Joghurt, frischen Früchten oder gedünstetem Gemüse. Rezepte siehe auch auf der Rückseite der Packung.

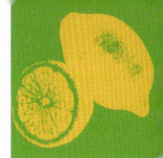

rezept für Weizendiät-Frühstück (1 Portion)

Verrühren Sie 1 Becher Magermilchjoghurt mit ⅛ l Wasser und 5 EL Vollkorn-Weizendiät. Wahlweise mit geraspeltem Apfel, geriebener Zitronenschale, getrockneten Cranberrys, Walnusskernen, Bananenscheiben und Weintrauben auf einem Teller anrichten.

rezept für Weizendiät mit Gemüse (1 Portion)

100 g Champignons (oder Gemüse wie Spargel, Brokkoli, Zuckerschoten, Kirschtomaten etc.) in wenig Wasser 5 Minuten dünsten, mit 200 ml Gemüsebrühe (instant) auffüllen. 5 EL Weizendiät einstreuen, mit Hefeflocken und frisch gehackten Kräutern bestreuen.

fitnesstipp

Die Hocke halten

Jeweils fünf Kniebeugen nacheinander machen, 10 bis 30 Sekunden Pause einlegen und das Ganze je nach Kondition einige Male wiederholen.

Bei den Kniebeugen darauf achten, dass man nicht ganz in die Hocke absackt, sondern die Hocke in Kniehöhe hält. Einige Sekunden verharren, ehe man die Beine wieder streckt. Den Rücken beim Üben stets gerade halten, die Arme nach vorne ausstrecken.

Wer dies regelmäßig macht, wird mit der Zeit einen faltenglättenden Effekt feststellen, weil es jung erhaltende Wachstumshormone auf Trab bringt, die alle Gewebe straffen. Durch die Beanspruchung unserer größten Muskeln (Oberschenkel und Po) werden am meisten dieser Schlankheits- und Schönheitshormone ausgeschüttet.

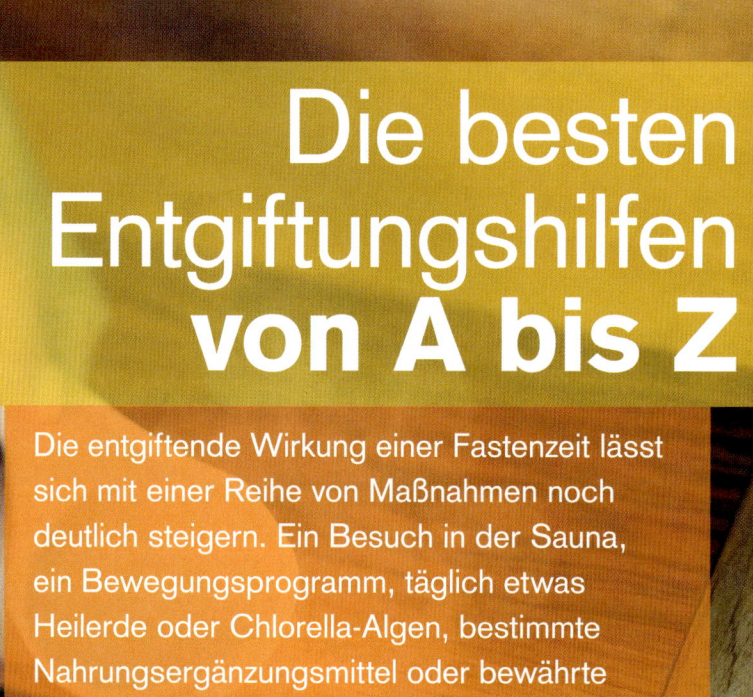

Die besten Entgiftungshilfen
von A bis Z

Die entgiftende Wirkung einer Fastenzeit lässt sich mit einer Reihe von Maßnahmen noch deutlich steigern. Ein Besuch in der Sauna, ein Bewegungsprogramm, täglich etwas Heilerde oder Chlorella-Algen, bestimmte Nahrungsergänzungsmittel oder bewährte Säfte und Tees bringen unsere ausleitenden Organe und Entgiftungsenzyme erst so richtig in Schwung. Und auch wer sich nicht gleich zu einer Fastenwoche aufraffen will, kann von solchen Detox-Hilfen profitieren, besonders von einer gezielten Lebensmittelauswahl.

Alpha-Liponsäure bindet Schwermetalle

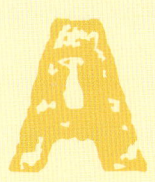

Alpha-Liponsäure ähnelt im Aufbau den Fettsäuren und ist in jeder unserer Körperzellen zu finden (auch in tierischen Geweben und in Pflanzen). Sie stellt einen wichtigen Stützpfeiler des innerkörperlichen Entgiftungsgeschehens dar. Unter anderem vermag sie verbrauchte Entgiftungshelfer wie die Vitamine C und E, Glutathion sowie Coenzym Q_{10} zu recyceln und wieder einsatzfähig zu machen.

Alpha-Liponsäure ist ein universelles Antioxidans, das sowohl fett- als auch wasserlöslich ist. Sie entfaltet daher ihre Schutzkraft gegenüber freien Radikalen sowohl im wässrigen Milieu von Blut, Lymphe und dem Zellinneren als auch in den fetthaltigen Zellmembranen, im Fettgewebe und im Nervensystem. Sie zeichnet sich auch dadurch aus, besonders schnell antioxidativ zu wirken. Binnen Sekunden kann die Säure oxidative Effekte stoppen. Sie stellt darüber hinaus sogenannte Chelate her, mit deren Hilfe Schwermetalle (Cadmium, Quecksilber, Blei, Kupfer, Eisen) wie von einer Klaue gepackt aus den Geweben gelöst werden und schließlich über den Urin oder die Galle den Körper verlassen (griech. „Chele" = Klaue).

Hoch dosierte Präparate mit Alpha-Liponsäure, auch in Form von Infusionen, kommen bei Belastungen der Leber durch Umweltschadstoffe, Medikamentenmissbrauch, bei chronischen Allergien oder mehrfacher Chemikalienunverträglichkeit zum Einsatz. Allerdings gehören hier Diagnose und Therapie selbstverständlich in die Hand eines Facharztes.

Doch auch „auf kleiner Flamme" lässt sich etwas dafür tun, unsere Alpha-Liponsäuredepots stets gut gefüllt zu halten. Dabei kommt es auf die richtigen Lebensmittel an. Spinat enthält am meisten Alpha-Liponsäure, gefolgt von Brokkoli, Tomaten, Erbsen, Sprossen und Naturreis. Möglichst oft eine Extraportion davon unterstützt unseren Organismus im Kampf um innere Reinheit.

Wer eine intensivere Leberregeneration braucht, kann sich Alpha-Liponsäurepräparate rezeptfrei in der Apotheke holen. Allerdings sollten sie immer in Verbindung mit metallischen Spurenelementen (Kupfer, Zink) eingenommen werden. Letztere könnten auch von der Säure ausgeschwemmt werden.

Alpha-Liponsäure wird heute vielfach mit Erfolg in der Anfangstherapie von Alzheimerpatienten eingesetzt. Das könnte die Theorie stützen, dass bei dieser Demenzerkrankung eine zu hohe Giftstoffbelastung eine wesentliche Rolle spielt.

Apfelessig

Apfelessig erfrischt, vitalisiert und gibt neuen Schwung. Verantwortlich dafür sind seine Inhaltsstoffe, vor allem die Essigsäure und ein belebender Vitalstoffmix. Die natürliche Essigsäure hat viele entgiftungsfördernde Eigenschaften und ist daher ein ideales Entschlackungsmittel.

Natürliche Essigsäure

→ tötet Bakterien, Pilze und andere Mikroorganismen,
→ wirkt stoffwechselanregend,
→ fördert die Produktion von Speichel und Verdauungsenzymen,
→ verbessert die Bioverwertbarkeit von metallischen Mineralien wie Kalzium, Kalium oder Eisen,
→ ist leicht verdaulich,
→ dämpft die Lust auf Süßes,
→ hilft beim Entleeren von Fettzellen,
→ wirkt durchblutungsfördernd,
→ stärkt die Darmgesundheit,
→ aktiviert Immunkräfte.

Kurmäßig anwenden

Eine Apfelessigkur über einen Zeitraum von vier bis acht Wochen empfiehlt sich bei allen Erscheinungen, die ursächlich auf einen überforderten Darm zurückgehen. Darüber hinaus eignet sie sich hervorragend zur Unterstützung von Entschlackungsmaßnahmen sowie zum Abnehmen.

Das Grundrezept zur Gesundheitsvorsorge

Zubereitung

→ Rühren Sie 2 TL Apfelessig und 1 TL Honig in 1 Glas frisches Leitungswasser oder Mineralwasser. Lauwarmes Wasser verstärkt die verdauungsanregende Wirkung.

Anwendung

→ Trinken Sie diesen Gesundheitscocktail regelmäßig jeden Morgen in kleinen Schlucken.

Apfel, geriebener

Der Verzehr eines fein geriebenen Apfels (nicht Apfelmus oder Apfelstückchen) ist ein bewährtes Mittel bei leichtem Durchfall. Die große Oberfläche dieser geriebenen Frucht hat ideale Entgiftungseigenschaften. Außerdem hilft der flüssige Ballaststoff Apfelpektin speziell gegen wasserlösliche Substanzen, die wir nicht vertragen, und der Gärstoff Tannin hält die Darmwände gesund. Wer eine labile Verdauung hat, sollte, auch ohne akut Beschwerden zu haben, öfter auf dieses einfache Mittel zurückgreifen, um auf sanfte Weise zu entgiften.

Ascorbinsäure

Vitamin C beziehungsweise Ascorbinsäure hat eine stark entgiftende Funktion. Das wasserlösliche Vitamin bindet im wässrigen Milieu von Blut, Lymphe und dem Zellinneren schädliche Substanzen. Vor allem giftige Schwermetalle wie Cadmium, Blei oder Quecksilber werden von ihm entschärft. So waren nach Gaben von hoch dosiertem Vitamin C die Quecksilberwerte im Stuhl um ein Vielfaches erhöht. Das zeigt die bessere Ausscheidung von abgelagertem Quecksilber durch diese Biosubstanz. Auch gefährliche Kunststoffchemikalien wie PCB und schädliche Stoffwechselzwischenprodukte der Verdauung (Nitrosamine) werden von ihm entgiftet.

Vitamin C schützt besonders die Leberzellen vor toxischen Einflüssen. Indem es freie Radikale neutralisiert, stärkt es die Immunkräfte und sorgt für strafferes Gewebe. Kaum ein Lebensmittelbestandteil ist im Kampf gegen die aggressiven Sauerstoffradikale so wichtig wie Vitamin C.

Man kann sich das Vitamin in Tablettenform einverleiben (zur Vorbeugung bis zu 500 mg täglich) oder sozusagen in seiner natürlichen Verpackung durch Obst-, Gemüse- und Biosäftekonsum.

tipp
Sehr Vitamin-C-reich sind Sanddorn-Vollfrucht sowie Zubereitungen mit Acerolakirsche oder Hagebutten.

Ballaststoffe für den Darm

Faserige Ballaststoffe sind unverdauliche Kohlenhydrate (etwa Zellwände) von pflanzlichen Nahrungsmitteln. Sie binden im Darm reichlich Wasser

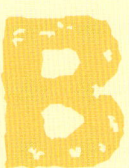

und quellen auf. Das vergrößert das Stuhlvolumen und erhöht, wie Untersuchungen zeigten, die Stuhlfrequenz deutlich. Menschen, bei denen es nur alle drei Tage zu einer Darmentleerung kam, hatten durch eine ballaststoffreiche Ernährung fortan täglich Stuhlgang. Toxine, Schlacken, Verbrauchtes und Unerwünschtes werden so wesentlich besser entsorgt. Das entgiftet kräftig und schützt vor Darmkrebs. Geben Sie daher Vollkorn und Vollkornprodukten den Vorzug vor Weißmehlerzeugnissen. Getreidekleie aus dem Reformhaus, die man über Müslis streut, ist übrigens der Ballaststoff-Hit. Doch auch Obst und Gemüse enthalten viele Faserstoffe, besonders Trockenpflaumen, die Kohlarten und Hülsenfrüchte sind in diesem Kontext wertvoll. Wichtig ist noch viel Flüssigkeit, die das Aufquellen der Ballaststoffe erst ermöglicht.

> **B**ewegen Sie beim Laufen, Walken oder Bergwandern die Arme immer kräftig mit. Das treibt den Puls um 10 bis 15 Schläge pro Minute in die Höhe.

Bewegung bringt die Entgiftung in Schwung

Bewegen Sie sich, so viel und so oft wie möglich. Damit kommt Entgiftung erst so richtig in Fahrt. Blut und Lymphe fließen dann schneller, selbst feinste Haargefäße (Kapillaren) werden mit Sauerstoff geflutet und die Gewebe werden gut versorgt. Schlacken und Gifte lösen sich und kommen auf den Weg. Körpereigene Botenstoffe, die Endorphine, heben die Laune und wirken schmerzstillend. Bei einem Mangel an Bewegung steigt die Säurebelastung im Blut an und im Urin findet sich vermehrt Calcium, was auf verstärkten Knochenabbau hindeutet.

→ Am besten ist, wenn man im Schnitt dreimal die Woche ins Schwitzen kommt. Jeweils etwa 30 bis 60 Minuten Training wären ideal. Der Belastungspuls sollte um 130 liegen.

→ Vor allem Ausdauersportarten wie Laufen, (Nordic) Walking, Bergwandern, Skilanglauf, Schwimmen, Radfahren oder Inline-Skating sind günstig.

Überforderungsstress blockiert die Entgiftung

Wichtig ist, dass Sie sich stets im mittleren Bereich Ihrer Leistungskapazität bewegen, eher darunter, nie darüber. Wer seinen Körper überlastet, verbraucht in Herz und Muskulatur zu viel Sauerstoff (10- bis 20-mal mehr

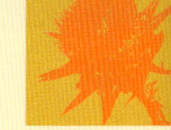

Übergewicht wird abgebaut und im Körperfett eingelagerte Giftstoffe und Stoffwechselendprodukte werden ausgeleitet.

Die aktivierte Durchblutung und der verbesserte Lymphfluss sorgen für einen optimalen Abtransport von Schlacken und Schadstoffen.

Das „liederliche" LDL-Cholesterin sinkt, das gute HDL nimmt zu.

Die Blutfettwerte verringern sich, dadurch sinkt auch die Arteriosklerosegefahr.

Der Harnsäurespiegel sinkt.

Viele unerwünschte Stoffwechselprodukte verlassen über die Schweißdrüsen der Haut den Körper.

Das regt auch die Nierentätigkeit an.

Stresshormone werden deutlich verringert.

Das Immunsystem wird gekräftigt.

Die Entgiftungskraft der Lunge nimmt zu. Das Abatmen von verbrauchtem Kohlendioxid wird gefördert.

Die Darmmuskulatur wird gekräftigt.

Weniger essen und sich mehr bewegen ist die wirksamste Anti-Aging-Formel.

als sonst), den sich der Organismus dann aus den Organen (Leber, Darm, Niere) holen muss, die ihn gerade nicht so dringend nötig haben. Folglich kommt es dort zu einem Sauerstoffmangel, was Entgiftungsprozesse erschwert.

Wenn die Anspannung anschließend vorüber ist, strömt umso mehr Sauerstoff in die zuvor unterversorgten Organe. Dabei entstehen Unmengen an schädlichen freien Radikalen beziehungsweise oxidativer Stress, der schon für sich genommen eine Art Vergiftung darstellt. Erschwerend kommt hinzu, dass in der Phase der Überanstrengung auch Radikalfänger wie Zink, Selen und andere wichtige Mineralsalze „ausgeschwitzt" werden.

Das körpereigene Entgiftungseiweiß Glutathion wird ebenfalls reduziert. Es ist unser wichtigster Streiter im Kampf gegen die Sauerstoffradikalen. Um dem Körper das zu ersparen, bleiben Sie immer eine gute Portion unter ihrem Leistungsmaximum. Es soll nichts wehtun. Haben Sie Freude an der Bewegung. Wellness lautet die Zauberformel. Und geben Sie dem Körper nach der Anspannung Gelegenheit, sich zu entspannen.

Entspannungszeiten einplanen

Gerade für Reinigungsprozesse sind Erholungsphasen nach körperlicher Beanspruchung wichtig. Halten Sie sie unbedingt ein. Beim Entspannen nach dem Laufen kommen wichtige Stoffwechselvorgänge in Gang.

Wenn die Ruhephasen zu kurz sind, geht das auf Kosten der erwünschten Entgiftung. Der Organismus wird dann unter anderem mit Milchsäure überschwemmt, die das Bindegewebe übersäuert. Speziell gegen diesen Effekt hilft bekanntlich auch ein entspannender Saunabesuch.

Fett verbrennen

Bewegung bringt den Stoffwechsel in Schwung. Dabei verbrennt man in der Muskulatur Fett, das aus den Fettzellen geholt wird. Und das bedeutet stets auch Entgiftung, denn Fett ist das Speichermedium für viele Arten unerwünschter Substanzen. Fettabbau vollzieht sich aber nur dann, wenn die Tätigkeit zwar sportlich, dabei aber unverkrampft abläuft und die Muskeln gut mit Sauerstoff versorgt werden.

Der Kraftstoff, der unsere Muskeln und den übrigen Organismus am Laufen hält, heißt Adenosintriphosphat (ATP). Er ist aus drei (tri) Phosphatgruppen zusammengesetzt. Die Energie, die unsere Muskeln antreibt, entsteht bei der Abspaltung von einer Phosphatgruppe. Übrig bleibt Adenosindiphosphat (ADP). Um aus diesem ADP wieder energiereiches ATP zu gewinnen, werden vor allem Kohlenhydrate (Glucose) oder eben Fett (Triglyceride) in den Körperzellen verwertet.

Die regelmäßige Beanspruchung der Muskulatur ist neben einer kalorienreduzierten Ernährungsweise die zweite wissenschaftlich abgesicherte Methode, um sich jünger zu erhalten, als man den Jahren nach ist.

Doch zur Energiegewinnung aus Fett ist immer Sauerstoff nötig (aerober Bereich). Nur wenn wir gemäßigt sportlich aktiv sind, haben wir noch genügend Sauerstoff für die Fettverbrennung übrig. Erst bei Sauerstoffüberschuss bilden sich die gewünschten fettabbauenden Enzyme. Ist die Belastung dagegen zu groß (wie bei einem raschen Treppenlauf), muss der Körper auf Glucose zurückgreifen. Dann bewegen wir uns im anaeroben Bereich. Denn Zucker kann im Gegensatz zu Fett auch ohne Sauerstoff in Energie umgewandelt werden.

Beim Fernsehen abnehmen

Lange Zeit dachte man, dass der Körper erst nach 30 Minuten Bewegung an seine Fettreserven geht. Mittlerweile weiß man, dass dies schon vorher geschieht, sofern man im mittleren Belastungsbereich bleibt. Nur wer sich überanstrengt, riskiert, dass der Organismus statt den Fettdepots seine Zuckerreserven angreift.

Wenn über einen längeren Zeitraum regelmäßig trainiert wird, verbrennt in der Muskulatur übrigens von Mal zu Mal mehr Fett. Mit der Zeit kommt es so weit, dass schließlich auch Fett schmilzt, wenn wir fernsehen oder schlafen. Das kommt daher, dass Sport den Stoffwechsel ganz allgemein anfacht und so den Grundumsatz in die Höhe treibt, und das wird beibehalten – noch Stunden nach dem Sport. Das heißt, auch wenn wir nichts tun, werden bis zu 25 Prozent mehr Kalorien verheizt als in trainingslosen Zeiten, bloß um die körperlichen Grundfunktionen – Atmung, Verdauung, Blutkreislauf – zu gewährleisten.

Bierhefe

Bierhefe, die auch im Hefeweißbier enthalten ist, ist ein Schönheitselixier und eine Vitalstoffbombe. Öfter ein Glas alkoholfreier Gerstensaft ist also sehr zu empfehlen. Diese Hefe kann mit 17 Vitaminen, 16 Aminosäuren und 14 Mineralien, darunter dem Radikalfänger Selen, aufwarten. Drei Aminosäuren ergeben das Tripeptid Glutathion, das im Zusammenwirken mit dem Selen als Radikaljäger im Zellbereich eine beachtliche Entgiftungsinstanz darstellt.

Bierhefe hat viel
Kerneiweiß (Nuklein-
säuren). Sie gehört
zu den purinreichen
Nahrungsmitteln
und ist daher bei
Gicht und erhöhtem
Harnsäurespiegel
nicht geeignet.

Daneben ist Bierhefe einer der ergiebigsten Vitamin-B-Spender. Der Vitamin-B-Komplex sorgt für gutes Aussehen, starke Nerven, gesundes Blut und eine geregelte Verdauung. Er hilft den Abwehrkräften und begünstigt ein ausgeglichenes Darmmilieu. Vitamin B_2 (Riboflavin) und Biotin sind ausgewiesene „Hautvitamine", Vitamin B_5 (Pantothensäure) wirkt der vorzeitigen Alterung von Haut und Haaren (Ergrauen) entgegen. Folsäure, die auch zu den B-Vitaminen gehört, stärkt die Gefäßgesundheit und Vitamin B_{12} ist ein ausgesprochener Fitmacher.

Bierhefe in Reinform ist im Reformhaus erhältlich. Zur Entgiftung, allgemeinen Gesunderhaltung und zur Faltenvorbeugung nimmt man kurmäßig über einen bestimmten Zeitraum täglich einen gestrichenen Esslöffel Bierhefe ein. Damit ist der Tagesbedarf an B-Vitaminen gedeckt. Man streut die Bierhefe zum Anreichern über fertige Speisen (nicht mitkochen) oder trinkt sie in einem Viertelliter Milch gelöst. Sie harmoniert allerdings eher weniger mit süßen Gerichten.

Brottrunk saniert den Darm

Brottrunk ist ein heilkräftiges Gärgetränk, das sich bei regelmäßiger Einnahme für die Verdauungsleistung und das Darmmilieu als äußerst positiv erweist. Grundlage ist Vollkorn-Sauerteigbrot, das mit reinem Quellwasser versetzt wird, wodurch mit der Zeit ein Vergärungs- und Fermentierungsprozess in Gang kommt. Dabei entstehen für die Gesundheit wichtige Enzyme und Brotgetreidebakterien sowie bioaktive rechtsdrehende Milchsäure, die den Darm entgiftet sowie krank machende Pilze und Bakterien entsorgt. Das „flüssige Brot" ist ein ideales Mittel aus der Natur, um den Verdauungsapparat zu sanieren. Speziell beim Fasten hilft es dabei, mehr Schlacken auszuscheiden.

Während einer Fastenzeit sollte mindestens einmal täglich ein halbes Glas Brottrunk, mit Wasser oder naturtrübem Apfelsaft verdünnt, getrunken werden. Das Getränk ist beispielsweise als Kanne-Brottrunk in Reformhäusern und Bioläden erhältlich.

Chlorella-Algen entgiften

Chlorella-Algen sind die Pflanzen mit dem höchsten bekannten Chlorophyllgehalt und dieses „Blattgrün" ist ein natürlicher Helfer bei der Reinigung verschlackter Zellen und Gewebe.

Die Algen sind auch besonders reich an Vitaminen, Mineralien, Spurenelementen und essenziellen Aminosäuren, die innerkörperliche Reinigungsprozesse fördern. Die Zellwände der blaugrünen Mikroalgen haben die Fähigkeit, Umweltgifte wie Blei, Quecksilber, Cadmium, Insektizide und viele andere Schadstoffe zu binden und anschließend zur Ausscheidung zu bringen.

Einige dieser Substanzen sind fest in den Geweben verankert und geraten nicht leicht in Bewegung. Wird jedoch eine Fastenzeit mit der Einnahme eines Chlorella-Algen-Substrats verbunden, bestehen gute Chancen, diese unerwünschten Dauergäste im Körper zu mobilisieren.

Chlorella-Algen-Tabletten erhält man in Reformhäusern. Für eine durchgreifende Entgiftung sollten sie entsprechend der Packungsbeilage über die Fastendauer hinaus eingenommen werden.

Coenzym Q_{10}

Coenzym Q_{10} gehört zu den Ubichinonen und ähnelt im Aufbau dem Vitamin E. Es ist eines der erfolgreichsten Antioxidantien, die es gibt. „Ubi" ist die Abkürzung für ubiquitär, was „überall vorkommend" heißt, also natürlicherweise auch im menschlichen Organismus. Chinone sind eine Gruppe chemischer Verbindungen, die sehr leicht mit anderen Stoffen reagieren.

Unser Körper braucht das Q_{10}, wie es abgekürzt heißt, für vielerlei Steuerungsprozesse.

Es ist eine Art Universaltreibstoff, verantwortlich für die Sauerstoffaufnahme und die Energiegewinnung in den Zellen. Es schützt die Zellmembranen vor den zerstörerisch wirkenden freien Radikalen und erneuert verbrauchtes Vitamin C und E. Dies ist besonders für die Entgiftungsorgane Leber, Niere und Darm wichtig, die neben dem Herz die höchsten Q_{10}-Werte aufweisen. Der Organismus stellt Q_{10} normalerweise aus Aminosäuren selbst her.

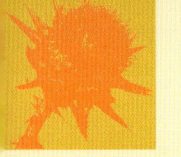

Eine wichtige Quelle für die Q_{10}-Versorgung ist aber auch die Nahrung. Die Q_{10}-reichsten Nahrungsmittel sind Sardinen, Öle, Nüsse und Hülsenfrüchte. Bei Vitaminmangel, stark erhöhter Giftstoffbelastung, aber auch mit zunehmendem Alter kann eine Nahrungsergänzung mit diesem Stoff sinnvoll sein.

Bei 40-Jährigen sind die Konzentrationen von Q_{10} im Blut und in den Organen bereits um ein Drittel, bei 75-Jährigen um mehr als die Hälfte niedriger als bei jungen Menschen. Gleichzeitig nehmen die Alterserscheinungen wie beispielsweise Abbauprozesse in Leber und Niere, Herzschwäche oder Faltenbildung zu. Die Wissenschaft sieht da einen Zusammenhang. Auch bei jemandem, dessen Leber geschwächt oder erkrankt ist, liegen die Q_{10}-Werte im Blut um die Hälfte niedriger als normalerweise.

Im fortgeschrittenen Alter oder bei einer Minderleistung der Entgiftungsorgane wirken Q_{10}-Präparate deutlich zellerneuernd und verjüngend. Der ganze Organismus wird dann besser entgiftet. Schädigende Einflüsse durch oxidativen Stress, die von Luftverschmutzung und anderen Schadstoffen sowie übermäßiger Sonneneinstrahlung ausgehen, werden merklich gemildert. Der Körper wird vitalisiert, die Haut sieht straffer aus, Herz, Gefäße und Entgiftungsorgane werden geschützt, der Blutdruck wird gesenkt, auch die kognitiven Leistungen profitieren. Die körpereigene Produktion von Q_{10} lässt sich auch durch maßvolle sportliche Aktivitäten unterstützen.

Dinner-Cancelling

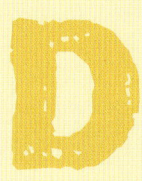

Dabei geht es darum, an einem oder zwei Tagen in der Woche auf das Abendessen zu verzichten. Verdauungsorgane, Zellstoffwechsel, der gesamte Organismus werden davon entlastet und können sich angesammelter Stoffwechselrückstände besser entledigen. Hierbei wird auch die Produktion von Wachstumshormonen gefördert, die Fett schmelzen und Muskeln wachsen lassen. Trinken Sie anstelle des „Dinners" zwei Tassen Kräutertee mit etwas Honig oder löffeln Sie einen Teller kalorienfreie Brühe (Rezept Basenbrühe siehe Seite 123).

Einlauf

Durch einen Einlauf lässt sich die Darmreinigung mit Bittersalz während einer Fastenkur noch intensivieren. Versierte Faster schwören darauf, wenn sich einmal Kurkrisen durch Kopfschmerzen, Schlappheit oder Unwohlsein bemerkbar machen. Auch bei einer Verstopfung hat ein Einlauf schon oft Abhilfe geschaffen. Statt Wasser kann man auch warmen Kamillentee verwenden und sich dessen entkrampfende und desinfizierende Wirkung zunutze machen.

So machen Sie einen Einlauf

Der Einlauf reinigt besonders den unteren Teil des Dickdarms, regt aber auch höhere Darmabschnitte zu verstärkter Entleerung an. Sie brauchen einen Irrigator mit Schlauch und Darmrohr aus der Apotheke oder einem medizinischen Fachhaus, Fettcreme und körperwarmes Wasser (beziehungsweise Kamillentee).

→ Füllen Sie etwa 1 Liter körperwarmes Wasser in den Einlaufbehälter und hängen Sie ihn an die Türklinke oder den Handtuchhalter.

→ Reiben Sie das Darmrohr am Schlauchende sowie den Darmausgang mit Fettcreme ein.

→ Knien Sie auf einem Bein, der andere Fuß steht am Boden. Führen Sie das Darmrohr bis zum Ansatz vorsichtig ein.

→ Knien Sie nun mit beiden Beinen auf dem Boden und stützen Sie sich mit beiden Ellbogen gut ab.

→ Lassen Sie das Wasser langsam einlaufen. Versuchen Sie, das Wasser für eine Weile im Darm zu halten.

→ Nach einigen Minuten gehen Sie zur Toilette.

→ Legen Sie sich anschließend eine Weile hin. Eine Wärmflasche auf dem Bauch entspannt.

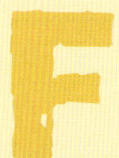

F

Five a day

„Fünfmal am Tag Ost und Gemüse essen", lautet die einhellige Empfehlung aller Ernährungsfachleute. Pflanzen liefern neben Nährstoffen
auch verdauungsfördernde Ballaststoffe, Vitamine, Mineralstoffe, Spurenelemente sowie schützende Substanzen, die sie zur Abwehr von
Schädlingen, Krankheiten und UV-Strahlung entwickelt haben. Letztere
finden sich in den Farb-, Geschmacks- und Geruchsstoffen. Man
spricht hierbei von sekundären Pflanzenstoffen im Unterschied zu den
primären, den Proteinen, Fetten und Kohlenhydraten.
Zur großen Gruppe der sekundären Pflanzenstoffe werden heute schon
stolze 30 000 Einzelsubstanzen gerechnet, die in Obst, Gemüse, Kartoffeln, Vollkornprodukten, Nüssen, Hülsenfrüchten und in fermentierten
Lebensmitteln (zum Beispiel Sauerkraut) enthalten sind. Für die menschliche Gesundheit sind sie von überragender Bedeutung. Obwohl sie nur
in winzigen Mengen vorkommen, entfalten sie, ähnlich wie Arzneimittel,
deutlich pharmakologische Wirkungen. Sie verbessern die Entgiftungsleistung, bekämpfen freie Radikale und Krankheitserreger verschieden-
ster Art, stärken die Immunkräfte, senken den Cholesterinspiegel, beugen Krebs vor und anderes mehr.
Mit den richtigen Biostoffen können Sie viel für die Reinigung und
Gesunderhaltung Ihres Körpers tun.

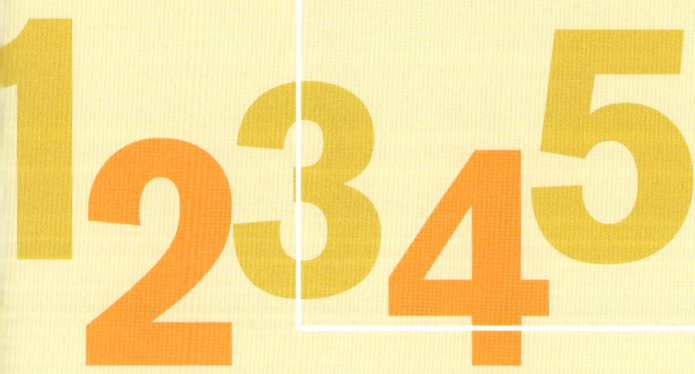

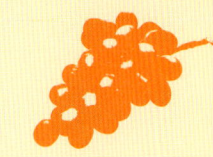

Viele Obst- und Gemüsesorten wie Äpfel, Trauben, Kirschen und Zwiebeln, Beeren, Kakao, bittere Schokolade, grüner und schwarzer Tee

→ enthalten pflanzliche Farbstoffe (Flavonoide).
→ Sie stärken die Lebertätigkeit und die Entgiftungskapazität, entwässern, wirken antioxidativ, fördern die Durchblutung, hemmen Entzündungen, sind krebsvorbeugend und herzschützend.

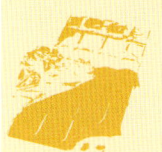

Obst und Gemüse in kräftig gelb-roten und dunkelgrünen Farben (etwa Möhren, Kürbis, Paprikaschoten, Tomaten, Aprikosen, Mangos oder Brokkoli, Grünkohl, Spinat, Mangold, Feldsalat)

→ enthalten spezielle pflanzliche Farbstoffe (Carotinoide).
→ Sie neutralisieren freie Radikale, stärken die Infektabwehr und die Sehkraft, sind herzschützend und krebsvorbeugend und stellen einen wirksamen Schleimhautschutz dar.

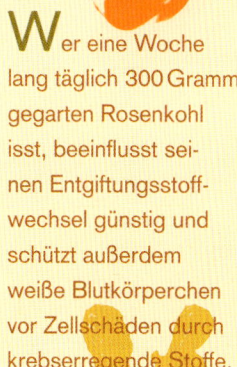

Wer eine Woche lang täglich 300 Gramm gegarten Rosenkohl isst, beeinflusst seinen Entgiftungsstoffwechsel günstig und schützt außerdem weiße Blutkörperchen vor Zellschäden durch krebserregende Stoffe.

Lauchgemüse (Knoblauch, Bärlauch, Porree, Zwiebeln), Brokkoli, Weißkohl, Rettich, Radieschen, Kresse

→ enthalten schwefelhaltige Verbindungen (Sulfide).
→ Sie unterstützen wirkungsvoll die Entgiftung, putzen die Adern durch, verdünnen das Blut, senken die Cholesterinwerte, wirken als Radikalfänger und sind antientzündlich im Bereich von Nieren, Blase und ableitenden Harnwegen.

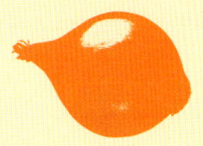

Alle Kohlgemüse, Kresse, Meerrettich, Senf

→ enthalten schwefelhaltige Aromastoffe (Glucosinolate).

→ Sie fördern Verdauung und Stoffwechsel, verbessern die Entgiftungsleistung der Leber, wirken entwässernd und harntreibend, sorgen für ein gesundes Darmmilieu, stärken die Abwehr, sind cholesterinsenkend und antikanzerogen.

Soja, Hülsenfrüchte, Leinsamen, Vollkorngetreide

→ enthalten pflanzliche Hormone (Phytoöstrogene).

→ Sie schützen vor hormonabhängigen Tumoren (Brust-, Prostata-, Gebärmutterkrebs), lindern Wechseljahresbeschwerden, sind immunstärkend, gefäßschützend, cholesterinsenkend und beugen Osteoporose vor.

Nüsse, Sonnenblumenkerne, Sesamsamen, Sojabohnen, Yamswurzel

→ enthalten bestimmte pflanzliche Fettstoffe (Phytosterine).

→ Sie puffern freie Radikale ab, senken den Cholesterinspiegel, wirken antientzündlich und schützen vor Krebs.

Hülsenfrüchte, Sojabohnen, Kartoffeln, Getreide

→ enthalten Pflanzeneiweißstoffe (Protease-Inhibitoren).
→ Sie wirken gegen freie Radikale und sind zellschützend.

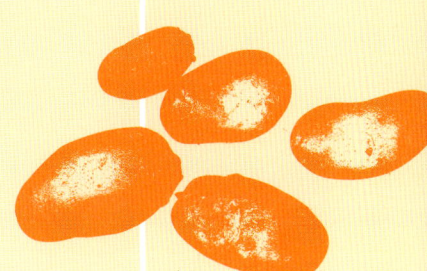

Hülsenfrüchte, Sojabohnen, Spinat, Spargel, Hafer, Zwiebeln, Knoblauch

→ enthalten spezielle Bitterstoffe (Saponine).
→ Sie stärken das Immunsystem, senken den Cholesterinspiegel, schützen vor Pilzbefall und senken das Darmkrebsrisiko.

Zitrusfrüchte, Kräuter (Pfefferminze), Gewürze (Fenchel, Kümmel)

→ enthalten bestimmte pflanzliche Aromastoffe (Monoterpene), die auch den Hauptbestandteil ätherischer Öle ausmachen.
→ Sie regen die Verdauungssekretion an, wirken gegen Bakterien und Viren und schützen vor Krebs.

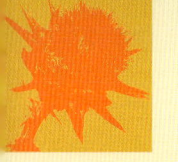

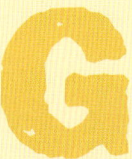**G**lutathion, das körpereigene Entgiftungs- eiweiß

Sulfide, das sind Schwefelverbindungen in Knoblauch- und Zwiebelgewächsen, regen in unserem Organismus die Produktion des stark entgiftenden Enzyms Glutathion-S-Transferase an.

Aminosäuren sind die Bausteine des Lebens. Aus ihnen sind die Eiweiße (Proteine) aufgebaut, die im menschlichen Körper den Hauptbestandteil von Haut, Knochen, Gelenken, Enzymen, Hormonen, Muskeln und Blut bilden. 20 Aminosäuren sind bekannt, zehn davon sind essenziell, also unentbehrlich, können aber vom Körper nicht gebildet werden und müssen mit der Nahrung aufgenommen werden.

Für Entgiftungsprozesse ist die Substanz Glutathion (G-SH) äußerst bedeutsam, ein sogenanntes Tripeptid, das in der Leber aus der chemischen Verbindung dreier Eiweißbausteine (Cystein, Glycin und Glutaminsäure) hergestellt wird. Tausende von schädlichen Stoffen werden vom Körper über diese Substanz entgiftet. Glutathion kommt in nahezu allen Zellen vor, in besonders hoher Dichte aber in den Entgiftungsstationen Milz, Niere, Dünndarm und vor allem der Leber.

Seine Funktion erstreckt sich unter anderem darauf, schwer lösliche Gifte wasserlöslich und dadurch leichter ausschleusbar zu machen. Besonders Schwermetalle, die ins Zellinnere gelangt sind, können an Glutathion gebunden die Zellhülle durchdringen und so aus der Zelle befördert werden.

Außerdem ist Glutathion für die Zellgesundheit unerlässlich. Es macht die Zellen widerstandfähiger gegenüber Schadstoffen von außen, hat wichtige Funktionen bei der Zellteilung und der Reparatur von DNS-Schäden.

Im Zusammenwirken mit dem selenhaltigen Enzym Glutathionperoxidase bindet Glutathion freie Radikale, die im Zellinneren für Schäden verantwortlich sind. Es ist einer der wirksamsten Radikalenfänger, die der Körper selbst herstellt, ein intrazelluläres Antioxidans.

Eine gute Glutathionversorgung ist der Grund, warum zum Beispiel die Leberzellen sich so gut regenerieren können.

Das Glutathion ist umringt von einer Helferschar, die dazu beiträgt, verbrauchtes Glutathion ständig zu erneuern. Dazu gehören die Antioxidanzien Vitamin C und E, Vitamin B_3, Alpha-Liponsäure oder Coenzym Q_{10}.

Bei sehr starken Vergiftungen, etwa infolge von Medikamenten, wird Glutathion in Form von hoch dosierten Präparaten zugeführt. Dies machen Ärzte normalerweise intravenös, weil Magensäure und Verdauungsenzyme eingenommenes Glutathion komplett zerstören würden. Mittlerweile gibt es aber auch moderne „magensaftresistente" Zubereitungen in der Apotheke. Bei Ihrem Gebrauch sollte man sich jedoch ärztlich beraten lassen.

Entgiftung und Entschlackung im üblichen Rahmen funktionieren aber auch ohne künstliche Glutathiongaben. Das Entgiftungsmolekül Glutathion wird ja überwiegend vom Körper selbst synthetisiert. Wichtig ist es, die Bausteine bereitzustellen und die Bedingungen zu schaffen, die er zu dessen Aufbau braucht. Unterliegt der Körper längeren Belastungen mit schädlichen Stoffen, sollten umso mehr dieser (Eiweiß-)Bausteine für die Entgiftungsfunktionen bereitgestellt werden. Man kann also zur Unterstützung der innerkörperlichen Reinigungsprozesse durchaus Beträchtliches beitragen.

Die Aminosäuren Cystein und Glycin und Glutaminsäure, Bausteine des Glutathion, stecken in eiweißreicher Nahrung wie Fisch, Geflügel, Hülsenfrüchten, Nüssen, Samen, Soja, Käse und anderen Milchprodukten.

Alle Mitglieder der Kohlfamilie, Lauchgewächse (Bärlauch, Knoblauch, Porree), Zwiebeln, Rettiche, Radieschen, Meerrettich, Kresse oder Senf enthalten schwefelhaltige Eiweißkörper, aus denen der menschliche Körper das Glutathion bildet. Man sollte jeden Tag davon essen.

Bierhefe aus dem Reformhaus liefert reichlich Glutathionbausteine, zudem das Spurenmineral Selen für entgiftende Enzyme.

Selenreich sind auch Weizenkeime, Bio-Fleisch, Fische und Schalentiere.

Abhärtende Maßnahmen wie Wechselbäder, Sauna, Outdoor-Aktivitäten bei kühlem Wetter etc. wirken sich günstig auf die Glutathionproduktion aus.

Der polnische Volksmund weiß:
An dem Tag, an dem man Knoblauch isst, hat man kein Gift zu fürchten.

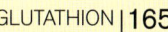

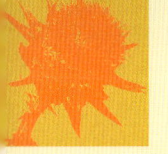

Heilerde bindet Giftstoffe im Darm

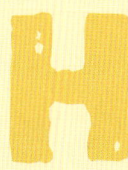

„Heilerde ist bei innerlichem Gebrauch ein vorzügliches Darmdesinfiziens, sie befördert den Stuhlgang, baut durch ihren Mineralgehalt gesundes Blut und Gewebe auf, ist billig sowie geruch- und geschmacklos", schrieb schon 1922 der bekannte Fastenarzt Dr. Gustav Riedlin.

Heilerde ist ein Geschenk der Natur und hat schon vielen geholfen, Verstimmungen im Magen-Darm-Bereich auf einfache Weise zu kurieren. Darüber hinaus ist die tägliche Einnahme von Heilerde über mehrere Wochen zur vorbeugenden Gesundheitspflege und Rundumerneuerung jedem zu empfehlen.

Zudem ist Heilerde ein idealer Fastenbegleiter, da sie eine wirkungsvolle Entschlackungshilfe darstellt und unangenehmen Erscheinungen, die sich bei längeren Fastenkuren schon mal einstellen können, gut entgegenwirkt. Sie bindet überschüssige Magensäure, was Sodbrennen und Magendrücken vorbeugt. Sie zieht Fäulnis- und Gärungsgifte an sich, was der Darmreinigung dient. Sie wirkt als natürlicher Ballaststoff, wodurch die Peristaltik, die Muskelbewegungen des Darms, angekurbelt und die Ausscheidung von Schadstoffen vorangetrieben wird. Sie beugt schlechtem Atem vor, da sie auch Gerüche bindet. Außerdem spendet Heilerde reichlich Mineralien und Spurenelemente.

Braune Heilerde und grüne Tonerde sind qualitativ gleichwertig, wichtig ist nur der Zusatz „zur inneren Anwendung".

Man nimmt während einer Fastenzeit morgens oder mittags 1 TL Heilerde oder grüne Tonerde (für die innere Anwendung) mit einem Glas Wasser ein. Zur nächsten Fastenmahlzeit sollte jeweils eine halbe bis eine Stunde Abstand eingehalten werden.

Heilpflanzensäfte aus der „Apotheke der Natur"

Heilpflanzensäfte werden aus den wirkkräftigen Bestandteilen von Heilpflanzen wie Wurzeln, Blättern, Blüten oder Früchten fachkundig ohne chemische Zusätze oder Alkohol hergestellt. Sie haben ganz offiziell den Status eines Naturarzneimittels und sind nur im Fachhandel (Apotheke, Reformhaus) erhältlich.

Man nimmt so eine Kräutermedizin wie ein Medikament in kleinen Dosen zu sich. Verschiedene Heilpflanzensäfte sind hervorragende Helfer bei allen Fasten- oder Diätmaßnahmen, weil sie die Entgiftung, Entwässerung und Entsäuerung im Organismus merkbar fördern. Alle Heilpflanzensäfte sind außerdem reich an Mineralstoffen und Spurenelementen. Die Elixiere sind übrigens nicht gesüßt, gesalzen oder anderweitig gewürzt, sie schmecken vielmehr deutlich nach dem jeweils zugrunde liegenden Naturstoff, ursprünglich und urwüchsig, so wie man es heute nicht mehr oft findet. Probieren Sie es aus. Sie werden sie mögen.

Sulfide, das sind Schwefelverbindungen in Knoblauch- und Zwiebelgewächsen, regen in unserem Organismus die Produktion des stark entgiftenden Enzyms Glutathion-S-Transferase an.

→ Die Presssäfte von Schafgarbe und Wermut steigern die Entgiftungsleistung der Leber.

→ Brunnenkresse und Zinnkraut wirken harntreibend und sind gut für die Nieren.

→ Kartoffel und Birke entsäuern.

→ Bärlauch bringt den gesamten Stoffwechsel auf Touren.

→ Holunder reinigt und kräftigt das Bindegewebe.

→ Brennnessel-, Löwenzahn- und Artischockensaft sind Multitalente im Fastenbereich. Sie stärken die Darm-, Leber- und Nierenfunktion gleichermaßen.

Heißwasser-Trinkkur

Diese Reinigungsprozedur aus dem altindischen Ayurveda soll Agni, das Verdauungsfeuer, ankurbeln und dadurch den Organismus tief greifend reinigen und erfrischen. Indem Sie über den Tag verteilt kleine Dosen heißes beziehungsweise warmes Wasser zu sich nehmen, werden besonders Probleme, die auf einer allgemeinen Darmträgheit beruhen, behoben. Das hält gesund und macht schön. Man sollte so eine Trinkkur wenigstens einige Tage, besser mehrere Wochen durchführen. Im indischen Kulturkreis gehört dies sogar zur täglichen Körperhygiene. Auch bei uns gibt es inzwischen immer mehr und auch prominente Anhänger der Heißwassertherapie, die ihre Reinigungswirkung keinen Tag lang missen wollen.

Erst abkochen, dann trinken

Lassen Sie einen Liter gutes Leitungswasser oder stilles Mineralwasser in einem offenen Topf 10 bis 15 Minuten lang sprudelnd kochen. Warten Sie ein wenig, bis sich möglicher Kalk am Boden absetzt. Füllen Sie erst dann das Wasser in eine Thermoskanne. Trinken Sie davon etwa alle 30 Minuten einige Schlucke. Das Wasser sollte so warm sein, dass Sie es gut trinken können. Und auch lauwarm tut es noch seine Dienste.

Sauberes Wasser, ein Lebenselixier

Das Abkochen des Wassers hatte ursprünglich hygienische Gründe – es sollte von Keimen gereinigt werden. Das wäre in unseren Breiten heute nicht unbedingt nötig. Man sollte es dennoch tun. Denn das Wasser wird dadurch „weicher" und ein wenig süßer im Geschmack. Das soll es aufnahmefähiger für „Gifte, Säurereste und Schleim" machen und die innerkörperliche Säuberung noch intensivieren.

tipp

Reiben Sie ein wenig frische Ingwerwurzel in schwarzen oder grünen Tee. Das verleiht ihm eine unverwechselbar pikante Note.

Würzige Alternative: Ingwerwasser

Neben heißem Wasser ist auch würziges Ingwerwasser ein unverwechselbarer Bestandteil der ayurvedischen Gesundheitslehre. Beide Getränke wirken gleichermaßen entschlackend. Ingwerwasser schmeckt aber ein bisschen „nach mehr". Probieren Sie es aus!

Ingwerwasser
Zutaten
→ 4 cm frische Ingwerwurzel, 1 l Wasser

Zubereitung
→ Den Ingwer schälen und in vier Stücke schneiden. Die Teile in kaltes Wasser geben, das Wasser erhitzen und 20 Minuten lang sprudelnd kochen lassen. Dann den Ingwer entfernen.
→ Das Ingwerwasser in einer Thermoskanne warm halten und über den Tag verteilt trinken.

Koriander, die asiatische Petersilie

Man findet dieses Gewürzkraut am ehesten auf asiatischen Märkten, leider oft nicht in seiner frischesten Form. Daher lieber selbst im Garten oder Blumentopf anpflanzen. Das lohnt sich, wie eine amerikanische Studie jüngst bestätigte, denn einige Wirkstoffe des Krautes sind vor allem bei der Ausleitung des Quecksilbers aus Gehirn und Nervenzellen aktiv beteiligt. Auch andere Schadstoffe, die sich im Gehirn einlagern, werden davon auf den Weg gebracht, etwa Aluminium, Formaldehyd oder Rückstände aus Holzschutzmitteln.

Am besten das frische Kraut, grob oder fein gehackt, über fertige Gerichte streuen. Das verleiht ihnen zusätzlich einen exotischen Anstrich.

Kurkuma regt Leber und Galle an

Kurkuma oder Gelbwurz zählt zu den beliebtesten Gewürzen Asiens. Keine Curry-Mischung kommt ohne das farbintensive aromatische Pulver aus. Nach fernöstlichen Gesundheitslehren unterstützt Kurkuma die individuelle Verdauungskraft und wirkt entschlackend auf Körper und Geist. Seine Heilkraft verdankt der „kleine Bruder des Safrans" Farbstoffen wie Kurkumin und ätherischen Ölen (zum Beispiel Cineol).

Diese Wirkstoffe regen den Gallefluss und die Leberfunktion an und helfen erfolgreich bei der Abwehr schädlicher Bakterien und Pilze im Darm. Wenn in einer Fastenwoche täglich ein Glas Kurkumawasser getrunken wird, verbessern sich die Darmflora und das Allgemeinbefinden.

→ 1 gestrichenen TL Kurkumapulver in kaltes Wasser rühren, kurz aufkochen lassen und heiß trinken.

Leberstärkende Heilpflanzen

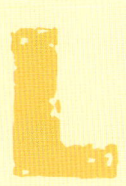

Die Leber ist unser wichtigstes Entgiftungsorgan. Sie filtert pro Minute etwa eineinhalb Liter Blut und „entschärft" dabei sämtliche toxische Stoffe, die wir eingeatmet haben, die aus der Nahrungsverwertung, vom Alkoholkonsum, aus dem Zellstoffwechsel und vielen anderen Quellen stammen. Das

tipp

Kaufen Sie Marien-
distelfrüchte im
Kräuterfachhandel
oder in der Apotheke.
Zerreiben Sie jeweils
eine kleine Portion im
Mörser und mischen
Sie sie Müslis, Salaten,
Suppen oder anderen
Speisen bei. Das beugt
einer Leberschwäche vor.

beansprucht die Leberzellen, vor allem ihre Hüllen (Membranen) mitunter so sehr, dass sie absterben können. Dagegen sind allerdings eine Reihe von Kräutern gewachsen. Einige Heilpflanzen stärken gerade die Zellmembranen und helfen der Leber damit, sich besser zu regenerieren. Diese Biowirkstoffe fördern meist auch den Gallenfluss und unterstützen die Leber dabei, Schadstoffe auf diesem Weg loszuwerden.

Die Mariendistel

Silymarin heißt ein Leberschutzstoff, der aus den bräunlich glänzenden Fruchtschalen der Mariendistel stammt. Es handelt sich dabei um ein Wirkstoffgemisch aus drei Flavonolignanen, das in der Notfallmedizin in Form von Infusionen speziell bei Vergiftungen mit Knollenblätterpilzen eingesetzt wird. Es hat schon viele Leben gerettet. Silymarin erschwert das Eindringen von Giften in die Leberzellen, bereits angegriffenes Gewebe wird regeneriert, die Entstehung neuer Zellkörper wird begünstigt.

Bei höheren Belastungen durch Umweltgifte, infolge von Darmpilzen, durch regelmäßigen Alkoholkonsum oder der Einnahme von Medikamenten ist gelegentlich eine Kur mit Mariendistelpräparaten aus Apotheke oder Reformhaus absolut sinnvoll. Nehmen Sie eine Zeit lang (Beipackzettel) 300 Milligramm Silymarin täglich ein. Von selbst zubereiteten Tees aus zerkleinerten Früchten und dem Kraut ist bei ernsteren Beschwerden abzuraten. Eine standardisierte Wirkstoffmenge kann damit nicht zuverlässig erzielt werden.

Lebertherapeutika aus der Mariendistel werden von der Schulmedizin auch bei toxischen Leberschäden infolge von Lösungsmitteldämpfen (Toluol, Xylol) oder zur unterstützenden Behandlung chronisch-entzündlicher Lebererkrankungen eingesetzt.

Schwarzrettich

Schwarzrettich (Raphanus sativus) begünstigt die Bildung von Verdauungssäften.

info

Olivenöl beziehungsweise die Bitterstoffe in den Oliven selbst können einen wichtigen Beitrag zu gesunden Verdauungsverhältnissen leisten. Ursache ist die Stimulation des Galleflusses, die der Verzehr des Öls oder der Ölfrüchte mit sich bringt. Da die Gallenflüssigkeit die Fettverdauung anregt, verringert eine Ölkur die Gefahr von Verschlackungen im Verdauungstrakt. Im mediterranen Raum gehört die Behandlung von Beschwerden im Bereich der Gallenblase zu den bekanntesten Hausmittelanwendungen von Olivenöl.

Seine Wirkstoffe (unter anderem schwefelhaltiges ätherisches Öl, Senföle) stärken vor allem die Leberfunktionen und lassen mehr verdauungsfördernde Gallenflüssigkeit entstehen, die an den Darm abgegeben wird. Schwarzrettich schützt auch die Gallenwege vor Entzündungen, was Steinbildungen erschwert.

Galleabflussstörungen kann man mit einer dreiwöchigen Kur mit Schwarzrettich-Presssäften aus dem Reformhaus (zum Beispiel Schoenenberger) korrigieren. Die Wirkungsweise ist wissenschaftlich belegt. Bei Gallensteinen sind solche Maßnahmen allerdings immer mit dem behandelnden Arzt abzusprechen.

Die Artischocke

Artischockensaft aus frischen Artischockenblättern und -blütenknospen wird seit alters her zur Stärkung der Leberfunktionen verwendet. Heute weiß man, dass die Bitterstoffe dieses Saftes die Zellmembranen der Leberzellen vor freien Radikalen schützen, die von zu vielen Giftstoffen im Organismus herrühren. Sie regen auch den Gallenfluss an, fördern die Fettverdauung und beugen einer Gallensteinbildung vor. Durch regelmäßigen Genuss dieses traditionellen Heilmittels erzielt man zudem eine deutliche Senkung der Blutfette und des schädlichen LDL-Cholesterins.

Nehmen Sie kurmäßig, wenn Ihre Leber von Fest- und Feiertagen überfordert ist oder zur Unterstützung jeglicher Entgiftungsmaßnahmen Artischockendragees, Kapseln oder Frischpflanzen-Presssaft aus dem Reformhaus ein. Zur Anwendung beachten Sie bitte die jeweilige Packungsbeilage.

Nur wer unter Gallensteinen leidet, sollte auf diese natürliche Hilfe verzichten. Da die Gallenflüssigkeit in der Leber gebildet wird, kann Artischockensaft festsitzende Gallensteine lockern und Schmerzen hervorrufen.

Sojabohnen

Alle Sojabohnenprodukte (Tofu, Sojamilch, Sojaöl, Sojakost) sind hervorragende Lezithinlieferanten. Lezithin ist ein Fettbegleitstoff, der zellschützend wirkt, vor allem auch im Bereich der Leberzellen. Lezithin ist aus Phospholipiden aufgebaut, die sich in den Membranen aller Körperzellen finden. Gerade die Leber braucht viele Phospholipide für gesunde Zellwände, denn nur starke Leberzellen können wirkungsvoll entgiften. Daher kann man

Brennnesseln enthalten ausleitende Wirkstoffe in großer Menge, etwa Chlorophyll (Blattgrün) zur inneren Desinfektion, stoffwechselanregende Spurenelemente wie Eisen und Pflanzenhormone. Schon Pfarrer Kneipp lobte: „Brennnesseln räumen mit faulen Säften im Inneren gründlich auf."

Junge Löwen-
zahnblätter, im April /
Mai gesammelt und
als Salat angemacht,
stimulieren Leber,
Gallenblase und Nieren
und sorgen für eine
bessere Durchblutung
des Bindegewebes.

Entschlackungskur mit Olivenöl

Mit Olivenöl können Sie eine wirksame und sanfte Entschlackungskur durchführen. So eine Olivenölkur hilft besonders der Leber und der Gallenblase.

Nehmen Sie 14 Tage lang morgens auf nüchternen Magen einen Esslöffel natives Olivenöl extra ein.

Wenn Sie Olivenöl pur nicht mögen, geben Sie einige Tropfen Zitronen-saft hinzu oder rühren Sie das Öl in ein Glas Karottensaft mit Honig. So erhalten Sie zusätzlich eine gute Portion Provitamin A, das freie Radikale abwehrt, die Sehkraft stärkt und Alterungsprozesse verlangsamt.

Sie können die Olivenölkur mehrmals im Jahr durchführen.

mit Sojaprodukten die Entgiftungskapazität der Leber optimieren. Darüber hinaus kurbelt Sojalezithin den Fettstoffwechsel an und hilft beim Abbau überschüssiger Fettdepots. Es senkt die Cholesterinwerte, beugt Gallenstei-nen vor und stärkt auch die Nerven- und Gehirnfunktionen.
Sie können reines Sojalezithin in Naturkostläden und Reformhäusern er-werben. Nützlicher jedoch wäre, es den Asiaten gleichzutun und die über-aus vielseitigen und für die Gesundheit unschätzbar wertvollen Sojaproduk-te in den täglichen Speiseplan einzubauen.

Schafgarbe
Naturreiner Presssaft aus blühendem Schafgarbenkraut (Achillea millefoli-um) wird wegen seiner choleretrischen, das heißt die Gallensaftproduktion begünstigenden Wirkung sehr geschätzt. Viele Magen-Darm-Verstimmun-gen, Völlegefühl oder Appetitmangel können damit auf natürliche Weise behandelt werden. Heilkräftige Substanzen sind vor allem die Gerb- und

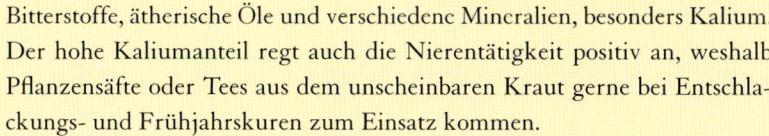

Bitterstoffe, ätherische Öle und verschiedene Mineralien, besonders Kalium. Der hohe Kaliumanteil regt auch die Nierentätigkeit positiv an, weshalb Pflanzensäfte oder Tees aus dem unscheinbaren Kraut gerne bei Entschlackungs- und Frühjahrskuren zum Einsatz kommen.

Leibwickel

Ein warmer Leibwickel auf dem Bauch fördert Durchblutung und Aktivität der Leber, der Gallenblase und des Dünndarms. Außerdem tut er gut und entspannt.

Dazu benötigen Sie

→ 1 feuchtheißes Frottiertuch, 1 heiße Wärmflasche,
  1 trockenes Frottiertuch, 1 Wolldecke
→ Machen Sie es sich auf einem Sofa bequem. Legen Sie
  zuerst das feuchtheiße Handtuch auf den Bauch,
  darüber die Wärmflasche und zum Schluss das trockene
  Handtuch.

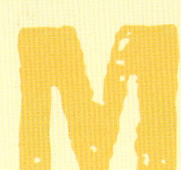

→ Decken Sie sich zu und ruhen Sie eine halbe Stunde mit
  geschlossenen Augen. Wer mag, denkt dazu die Formel aus dem auto-
  genen Training: „Sonnengeflecht strömend warm."
→ Nach dem Abnehmen des Wickels reiben Sie Ihren Leib noch mit
  einem feuchtkalten Handtuch ab.

Morgenfasten

Dr. Edward Hooker Dewey aus Meadville / Pennsylvania machte in der zweiten Hälfte des 19. Jahrhunderts das Fasten als eine Therapie populär, bei der der Mensch in seiner Gesamtheit kuriert wird – und nicht nur einzelne Symptome.

Bei Stoffwechselstörungen und leichtem Übergewicht empfahl er das Morgenfasten. Dabei besteht das Frühstück nur aus einem Glas Obstsaft, verdünnt mit Wasser, sowie einer Tasse Tee oder Kaffee. Das Mittagessen als erste Mahlzeit des Tages kann dann um eine Stunde vorverlegt werden.

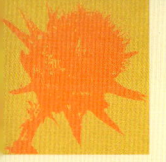

Nierenstärkende Heilpflanzen

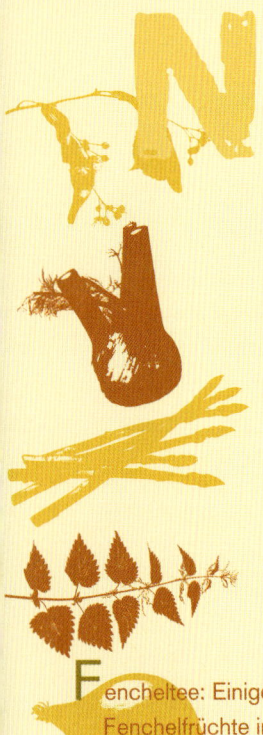

Nachdem die Leber zahlreiche Gift- und Abfallstoffe unschädlich und wasserlöslich gemacht hat, werden diese mit der Gallenflüssigkeit abgeführt oder von den Nieren aus dem Blut gefiltert und mit dem Harn ausgeschieden. Die Nierenröhrchen, die Tubuli, die als Filter dienen, sind so winzig, dass sie zusammengerechnet pro Niere fast zehn Kilometer lang sind. Wichtig für die Tätigkeit der Nieren ist möglichst viel Flüssigkeit. Denn je mehr Sie trinken, desto mehr unerwünschte Stoffe werden aus dem Körper hinausbefördert.

Entschlackungshilfen für die Nieren sollen die Filtration und die Harnausscheidung anregen, also diuretische Effekte auslösen.

Nierenstärkende Gemüse

Viele Früchte und Gemüse haben eine harntreibende Wirkung, insbesondere:

Roher Weißkohl schützt die Magenschleimhaut vor zu viel Säure und lässt Geschwüre leichter abheilen.

Spargel stimuliert die Zelltätigkeit der Nieren, ist blutreinigend und leicht abführend.

Fenchel wirkt appetitanregend und blähungswidrig.

Zwiebeln sind außer harntreibend auch verdauungsfördernd, appetitanregend, den Gallefluss treibend, herzstärkend und entzündungshemmend.

Nierenanregende Heilpflanzen

Goldrutenkraut entwässert, wirkt blutreinigend, regt den Stoffwechsel an, hilft bei Blasen- und Nierenentzündungen.

Birkenblätter entwässern und senken erhöhte Harnsäurewerte.

Lindenblüten sind harn- und schweißtreibend. Dadurch werden Giftstoffe sowohl über die Nieren als auch über die Haut ausgeschwemmt.

Brennnesselblätter wirken harntreibend, schwemmen Harnsäure und Rheumagifte aus, regen den Stoffwechsel an.

Ackerschachtelhalmkraut schwemmt überschüssiges Bindegewebswasser aus.

Hauhechelwurzel entwässert und hilft gegen Nierengrieß.

Fencheltee: Einige Fenchelfrüchte in Scheiben schneiden und an der Luft trocken lassen. Zwei Esslöffel davon in einen Viertelliter kochendes Wasser geben und fünf Minuten kochen lassen. Anschließend fünf Minuten ziehen lassen, dann abseihen. Dreimal täglich eine Tasse ungesüßt trinken.

Sie können Tees aus jeweils nur einer Heilpflanze zubereiten. Oder, besser noch, lassen Sie sich in der Apotheke aus allen genannten Kräutern eine Mischung herstellen. Geben Sie dann jeweils zwei gehäufte Teelöffel in eine kleine Kanne und übergießen Sie sie mit einem Viertelliter kochendem Wasser. Zehn Minuten ziehen lassen und abseihen. Zur Entwässerung dreimal täglich eine solche Teeportion trinken. Sie können natürlich auch fertig gemischte Nieren-Blasen-Tees kaufen.

Ölziehen aus Russland

Araschid ist die russische Bezeichnung für eine einfache Therapie mit Sonnenblumenöl, die in Weißrussland und der Ukraine seit Jahrhunderten erfolgreich praktiziert wird. Hierzulande hat sich das volksmedizinische Heilverfahren unter der Bezeichnung Ölspülen, Ölsaugen oder auch Ölziehkur etabliert. Ziel ist die Entschlackung und Entgiftung des Organismus über die Mundschleimhaut. Die Behandlung ist einfach, preiswert, hat keinerlei Risiken und Nebenwirkungen und erzeugt erstaunliche Fernwirkungen im gesamten Organismus.

Regelmäßige Mundspülungen mit Sonnenblumenöl führen zu weißeren Zähnen und einem kräftigen Zahnfleisch. Durch die intensive Reinigungsprozedur wird erfahrungsgemäß auch eine Linderung erzielt bei Erkältungskrankheiten, Mandelentzündungen, Bronchitis, Haut- und Gelenkproblemen, Kopfschmerzen, Magenleiden, rheumatischen Beschwerden, Verdauungsproblemen und Allergien. Vor allem wenn diese Probleme immer wieder auftreten, also chronisch geworden sind, hat sich das Ölziehen hervorragend bewährt.

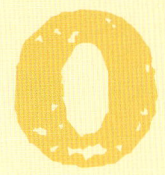

tipp
Ätherische Öle oder eine Handvoll Blütenblätter (Lavendel, Rosen, Jasmin, Flieder) verwandeln Ihr Bad in einen duftenden Wellnesstempel.

Anwendung

Morgens vor dem Frühstück nimmt man 1 EL gutes Sonnenblumenöl in den Mund, spült damit 10 bis 15 Minuten lang, zieht es durch die Zahnzwischenräume oder bewegt es einfach im Mund hin und her.

Anschließend das Öl ausspucken, gut mit Wasser nachspülen und gründlich die Zähne putzen.

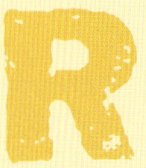

Erste Erfolge stellen sich normalerweise bereits nach einer Woche ein. Durchgreifende Verbesserungen bedürfen aber längerer Praxis, bei chronischen Beschwerden mehrerer Monate.

Rohkost nach Bircher-Benner

Der Schweizer Arzt Maximilian Oskar Bircher-Benner ist Schöpfer des nach ihm benannten „Müeslis" (kommt von Mus, wohingegen „Müsli" auf Schweizerisch „die kleine Maus" heißt). Er wusste, dass in erster Linie „lebensfrische Nahrung" in Form von Rohkost und „Müslis", wie man es bei uns schreibt, den Menschen optimal ernährt.

Faserstoffe in Vollgetreide, Obst und Gemüse sorgen dafür, dass besser gekaut und infolgedessen die Nahrung besser verwertet wird. Man ist schneller satt und isst insgesamt weniger. Ein einzelner Rohkosttag ist günstig, um Gewicht zu verlieren, um das System gründlich durchzuputzen, ebenfalls bei allen Störungen der Verdauungstätigkeit. Essen Sie dazu morgens und abends Bircher-Müsli, mittags Rohkost.

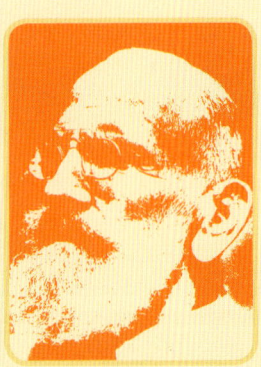

Dr. Maximilian Oskar
Bircher-Benner
(1867 – 1939)

Müsli für die Schondiät nach M. O. Bircher-Benner
(im Original „Apfel-Diätspeise")

Zutaten (für 1 Portion)

2 EL kernige Haferflocken (Vollkorn), 1 mittlerer Apfel, Saft von ½ Zitrone, 1 TL Honig, 1 EL Kondensmilch (Sahne), 1 EL geriebene Mandeln oder Nüsse

Zubereitung

Haferflocken über Nacht in 4 EL Wasser einweichen, morgens den Apfel gut waschen und samt Schale reiben, mit dem Zitronensaft, Honig und Kondensmilch (oder Sahne) unter die aufgeweichten Haferflocken mischen. Erst zum Schluss die Nüsse drüberstreuen und sofort essen.

Anders als bei diesem Originalrezept würde man heute vielleicht lieber fettarme Milch oder probiotischen Joghurt statt der Kondensmilch oder der Sahne verwenden.

Zubereitung eines Rohkosttellers

Pro Mahlzeit sollten nicht mehr als fünf verschiedene Sorten von Salat und Gemüse verwendet werden. Beispielsweise Rettich, Rotkohl, Möhren, Tomaten, Feldsalat – alles roh, geraspelt, in Streifen oder Scheiben geschnitten.

Würzen Sie mit einem Dressing aus:

3 EL Joghurt, 1 TL Zitronensaft, 1 EL frische gehackte Kräutern oder 1 EL hochwertiges Öl, 1 TL Zitronensaft, 1 EL frische gehackte Kräuter

Sauna, die Königsdisziplin

Regelmäßiges Saunabaden ist eine bewährte Methode, um die Entgiftung und Entschlackung zu intensivieren. Der Gang in die Schwitzkabine ist bei allen Reinigungsmaßnahmen zu empfehlen, an einzelnen Detox-Tagen, während einer Mayr-Kur oder beim Buchinger-Fasten.

Die zwei bis drei Millionen Schweißdrüsen unserer Haut arbeiten in der Saunahitze auf Hochtouren und produzieren pro Minute 20 bis 40 Gramm Flüssigkeit, bei drei Saunagängen bis zu eineinhalb Liter beziehungsweise eineinhalb Kilogramm. Das entschlackt die Haut, durchspült die Gewebe, löst Ödeme und befreit den Organismus von Altlasten. Es kommt zu einer tief greifenden Reinigung, die für schöne Haut und ein besseres Allgemeinbefinden sorgt und die Widerstandskraft gegenüber Krankheitserregern erhöht.

Schadstoffe ausschwitzen

Der Schweiß leistet einen wichtigen Beitrag zur Entlastung des Organismus von unerwünschten Substanzen. Dazu zählt Kochsalz, und zwar bis zu einem Gramm pro Saunagang. Da die meisten von uns zu viel davon im Organismus gespeichert haben, ist diese Entsalzung absolut wünschenswert. Zu viel Kochsalz trocknet die Gewebe aus und erhöht bei genetischer Disposition den Blutdruck.

Mit dem Schweiß gelangen auch giftige Umweltschadstoffe wie Blei oder Cadmium aus dem Körper. Was diesen Punkt anbelangt, sind moderne Infrarot-Schwitzkabinen allerdings leistungsfähiger als die klassische Sauna.

Das erbrachte eine vergleichende Analyse japanischer Wissenschaftler. Der Schweiß, der bei einer Sitzung in so einer Spezialsauna anfiel, enthielt 10 bis 15 Prozent mehr an Nichtwasserbestandteilen als die Schweißabsonderungen in einer herkömmlichen Sauna und wies zum Beispiel 84 Mikrogramm Blei, 6,2 Mikrogramm Cadmium oder 1,2 Mikrogramm Nickel auf. So gesehen kann Saunieren als eine körperliche Abwehrmaßnahme gegenüber der allgegenwärtigen Luft-, Boden- und Gewässerverschmutzung angesehen werden.

Wissenschaftler raten, bei hohen Umweltbelastungen oder Schwermetallvergiftungen regelmäßig Schwitzkuren durchzuführen.

→ Der Gesundheit zuliebe: In der Sauna besser nichts trinken. Würde man es doch tun, wäre die Tiefenreinigung blockiert. Das für die Schweißbildung nötige Blutplasma würde sich durch Getränke recht schnell regenerieren und die Notwendigkeit, stattdessen Wasserspeicher im Organismus aufzulösen und dabei Schadstoffe aufzuwirbeln, unterbliebe. Die entgiftende Wirkung des Schwitzens über die Nieren, die noch wichtiger ist als über die Schweißabsonderung selbst, wäre davon stark beeinträchtigt.

→ Der Vormittag ist aus medizinischer Sicht die optimale Saunazeit, weshalb Saunabäder in Kliniken meist zu diesem Termin stattfinden. Die Körpertemperatur ist dann im Ansteigen begriffen, bis sie am frühen Nachmittag ihren Höchststand erreicht hat.

Ansteigendes Wärmebad

Als kleine Schwester der Sauna gilt das ansteigende Wärmebad. Legen Sie sich hierzu in eine Badewanne mit etwa 37 °C warmem Wasser. Lassen Sie dann sehr langsam heißes Wasser zulaufen, bis es so warm ist, dass Sie es gerade noch gut aushalten können. Bleiben Sie eine Weile in der Wanne. Steigern Sie die Badedauer von Mal zu Mal bis auf 15 Minuten, nicht länger. Wer mag, trinkt vorher einen Schwitztee aus Holunderblüten.

Stehen Sie dann behutsam auf und duschen Sie warm, um die mit dem Schweiß ausgeschiedenen Substanzen zu entfernen. Kühl bis kalt abschließen. Dann, warm eingepackt, eine Zeit lang ruhen.

Sollten Sie sich in irgendeiner Weise unwohlfühlen, das Bad umgehend abbrechen und sich vorsichtig mit kühlem Wasser abduschen.

Sie können das ansteigende Wärmebad auch als Fuß-, Bein-, Arm- oder Sitzbad (Wasser bis zum Bauchnabel) machen.

Selen verjüngt

Der Mineralstoff Selen hat stark antioxidative Eigenschaften, die sich vor allem im Zellinneren entfalten. Er aktiviert ein Enzym (Glutathionperoxidase), das ständig nach freien Radikalen Ausschau hält, um sie unschädlich zu machen.

Ist genügend Selen vorhanden, können Umweltgifte, wie sie unter anderem durch Rauchen oder Industrieabgase entstehen (Cadmium, Dioxine, Blei) leichter entgiftet werden. Wenn das Glutathion-Schutzsystem gut funktioniert, kann Chromosomenschäden und der Entartung von Zellen wirksam vorgebeugt werden. Selbst schon vorhandene, durch Radikale verursachte Zellveränderungen werden repariert.

Alle Ausleitungsvorgänge laufen mit Selen leichter ab, denn die Lymphbahnen, die unerwünschte Schlacken aus den Zellen und der Zellzwischenraumflüssigkeit ableiten, werden durchlässig gehalten. Schad- und Giftstoffe können zur Ausscheidung gebracht werden. Das stärkt das Immunsystem, was uns widerstandsfähiger gegenüber Krankheitserregern und vielerlei Schadstoffen macht.

Sehr gute Selenquellen sind Bierhefe und Weizenkeime. Beide sind im Reformhaus erhältlich. Man streut sie über fertige Speisen wie Suppen, Salate oder Gemüse.

Ansonsten steckt Selen vor allem in Rinderfilet, Sardinen, Thunfisch, Forelle, Karpfen, Schalentieren, Eiern, Käse, Paranüssen, Kürbiskernen, Kokosnuss, Naturreis, Vollkornbrot und Bierhefe. Auch Steinpilze, Sojabohnen, weiße Bohnen, Kichererbsen, Linsen und Champignons sind noch gute Selenspender. Wer Selen in Form von Nahrungsergänzungsmitteln einnimmt, sollte beachten: eine tägliche Aufnahme zwischen 50 und 200 Mikrogramm ist ausreichend. Mehr als 800 Mikrogramm täglich sind eher schädlich.

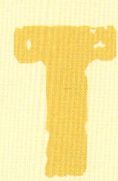

Tees, die das Fasten wirkungsvoll unterstützen

Während einer Fastenwoche sind Tees, die die Fastenwirkung unterstützen, äußerst hilfreich. Dabei handelt es sich um Teesorten, die anregend auf Magen, Darm, Leber, Niere, Blase und den gesamten Stoffwechsel wirken und die Ausleitung von Stoffwechselabbauprodukten und frei werdenden Giftstoffen fördern.

Wählen Sie qualitativ hochwertige Produkte, am besten Arzneitees, die eine Zulassung als traditionell wirkendes Heilmittel besitzen (zum Beispiel von Salus). Sie sind in Apotheken, Drogerien oder Bioläden erhältlich. Da es sich um hochwirksame Kräuterkompositionen handelt, bitte die Gegenanzeigen und Nebenwirkungen auf dem Beipackzettel sorgfältig lesen und berücksichtigen.

Blutreinigungstees

Der Begriff „Blutreinigung" ist eine alte Form für Entschlackung. Diese Teearten enthalten meist Hagebutten, Birken- und Walnussblätter, Heidekrautblüten, Klee, Schlüsselblumen, Malven, bitteren Fenchel und Wacholderbeeren.

→ Sie regen den Stoffwechsel und die Ausscheidung von Stoffwechselabbauprodukten an,
→ fördern die Hautdurchblutung und
→ stärken die Abwehrkräfte.

Magen-Darm-Tees

Die Inhaltsstoffe sind meist Blätter von Linde, Eibisch und Pfefferminze, Kamillenblüten, Anis, Korianderfrüchte und bitterer Fenchel.

→ Sie regen die Produktion der Verdauungssäfte und die Darmbewegungen (Peristaltik) an und
→ beugen Blähungen und Völlegefühl vor.

Wassertreibende Tees

Meist eine Mischung aus Birkenblättern, Schachtelhalmkraut, Lemongras, Wacholderblüten und Ruhrkrautblüten.

→ Sie verstärken die Harnbildung und Harnausscheidung,
→ entwässern und regen den Stoffwechsel an.

Sieben-Kräuter-Fastentees

Diese Kräuterteemischungen aus Pfefferminze, Goldruten-, Brennnessel- und Schachtelhalmkraut, Lemongras, Birken- und Mateblättern wurden speziell fürs Fasten komponiert und sind als Begleiter jeder Fastenkur zu empfehlen.
→ Sie wirken ausleitend und stoffwechselanregend.

Rooibos- oder Rotbuschtee

Tee vom südafrikanischen Rotbusch (Rooibos) enthält kein Koffein (wie schwarzer Tee) oder Teophyllin (wie grüner Tee), kann also den ganzen Tag über getrunken werden. Er ist von Natur aus leicht süß und verfügt, obwohl kein Arzneitee, über viele gute Eigenschaften.

Vitamin E schützt die Zellen

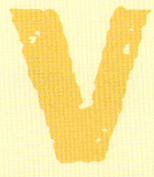

Was Vitamin C im wässrigen Teil des Körpers für die Entgiftung leistet, bewirkt das fettlösliche Vitamin E (Alpha-Tocopherol) in den fetthaltigen Bereichen, in Zellwänden, Fettgewebe und Nervensystem. Es wirkt vor allem stark antioxidativ und bewahrt die lebenswichtigen Fettsäuren davor, ranzig zu werden. Dadurch hält es die Blutgefäße und die Zellwände sauber und beugt Arteriosklerose vor. Auch Umweltschadstoffe werden abgewehrt. Durch diese Aktivitäten verbraucht es sich, kann aber durch Vitamin C aufgefrischt werden.

Gute Vitamin-E-Spender sind alle fettreichen Samen und Öle, besonders Weizen- und Maiskeimöl, Nüsse, Sojabohnen, Sonnenblumenkerne, Sesamsaat, auch Vollkornprodukte und Weizenkeime.

Der Vitamin-E-Bedarf steigt mit dem Alter an, vor allem bei Diabetes, Rheuma, hohen Cholesterin- und Blutfettwerten oder gestörter Fettverdauung infolge Gallenfunktionsstörungen. Dann kann die zusätzliche Einnahme von Vitamin E zur Nahrungsergänzung kurmäßig für ein paar Wochen zweimal im Jahr sinnvoll sein.

tipp
Mateblätter sind anregend, sollten also nur bis zum frühen Nachmittag getrunken werden.

W Wasseranwendungen
nach Kneipp

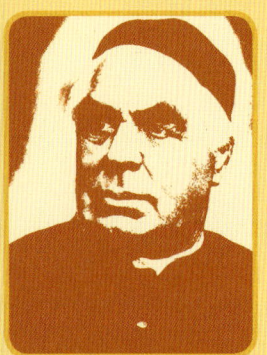

Kneipp'sche Güsse härten nicht nur ab, wie allgemein angenommen wird, sie sind auch hervorragend geeignet, um Entgiftungsvorgänge zu stimulieren und Übersäuerungen abzubauen. Daneben stärken sie Kreislauf und Immunabwehr und entspannen.

Man führt die Güsse kalt, warm oder abwechselnd warm – kalt durch. Der Wasserstrahl soll immer gebündelt sein, also keinen Brausekopf verwenden. Beim wechselwarmen Guss richtet man den warmen Strahl etwa zwei bis drei Minuten auf die Haut, bis sie wohlig warm ist, dann eine halbe bis ganze Minute den kalten Strahl. Nach den Güssen den Körper mit einem festen Frottiertuch trocken reiben, bis die Haut leicht gerötet und der Körper warm ist.

Pfarrer
Sebastian Kneipp
(1821–1897)

Armguss
Fahren Sie mit dem Wasserstrahl außen am rechten Arm vom Handrücken aufwärts bis zur Schulter, dann innen abwärts von der Schulter bis zur Hand-innenfläche. Dasselbe mit dem linken Arm.

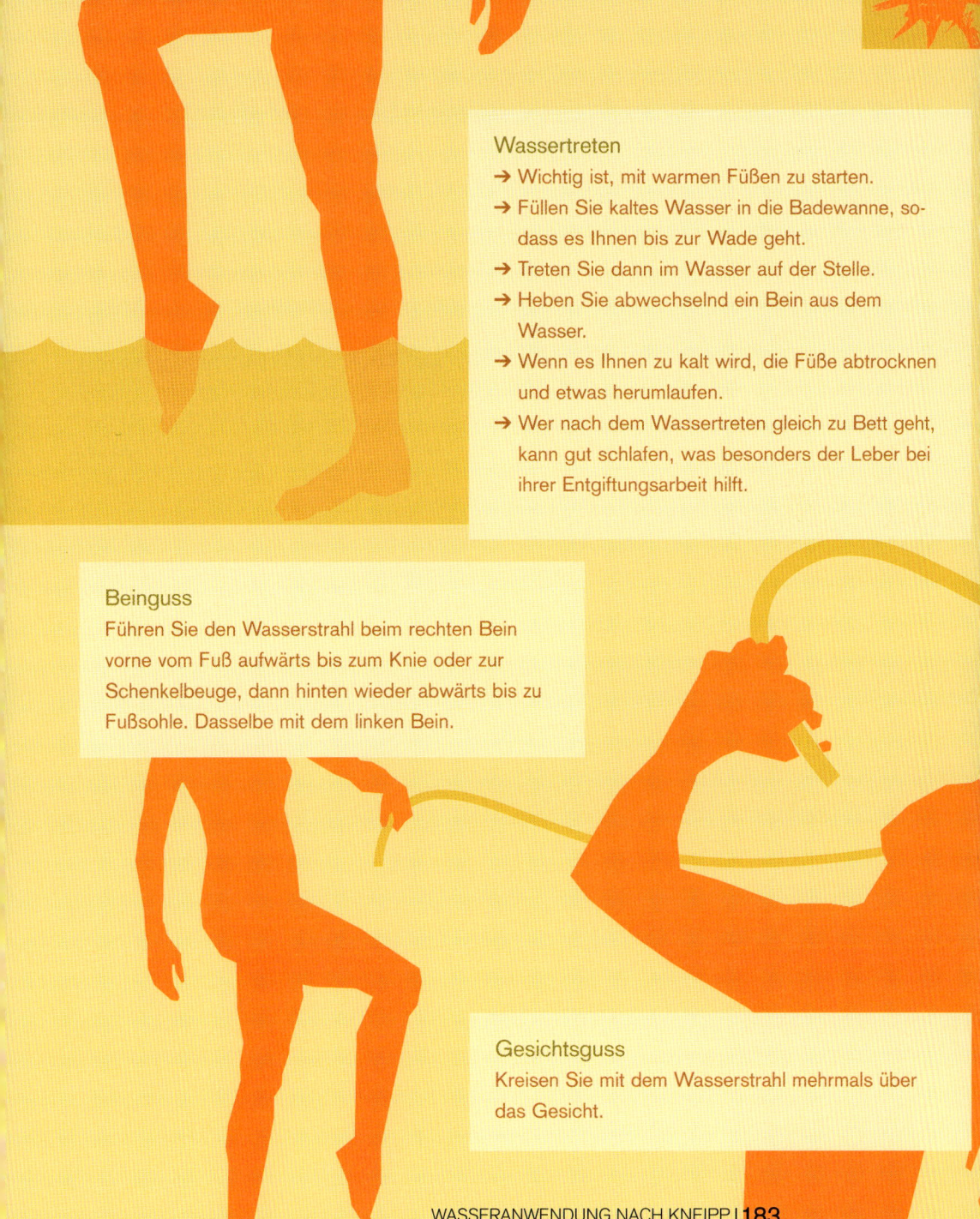

Wassertreten

→ Wichtig ist, mit warmen Füßen zu starten.

→ Füllen Sie kaltes Wasser in die Badewanne, sodass es Ihnen bis zur Wade geht.

→ Treten Sie dann im Wasser auf der Stelle.

→ Heben Sie abwechselnd ein Bein aus dem
Wasser.

→ Wenn es Ihnen zu kalt wird, die Füße abtrocknen
und etwas herumlaufen.

→ Wer nach dem Wassertreten gleich zu Bett geht,
kann gut schlafen, was besonders der Leber bei
ihrer Entgiftungsarbeit hilft.

Beinguss

Führen Sie den Wasserstrahl beim rechten Bein
vorne vom Fuß aufwärts bis zum Knie oder zur
Schenkelbeuge, dann hinten wieder abwärts bis zu
Fußsohle. Dasselbe mit dem linken Bein.

Gesichtsguss

Kreisen Sie mit dem Wasserstrahl mehrmals über
das Gesicht.

Wacholderbeeren entwässern

rezept

1 gehäuften TL getrocknete, zerquetschte Beeren mit ¼ l kochendem Wasser übergießen und 10 Minuten ziehen lassen. Abseihen und zweimal täglich eine Tasse trinken.

Eine Kur mit getrockneten Wacholderbeeren (Juniperus communis) wirkt entwässernd, harntreibend und harndesinfizierend. Es ist ein althergebrachtes Entgiftungsmittel für die Niere, das sich erfahrungsgemäß auch bei rheumatischen Beschwerden bewährt hat. Die Reinigung des Blutes geschieht über die Anregung des Stoffwechsels insgesamt, die Normalisierung der Magen-Darm-Funktionen und die Ausleitung von Giftstoffen.

Die Beeren bekommt man in Reformhäusern oder Gewürzabteilungen und kann sie natürlich auch selber pflücken. Wacholdersträucher oder -bäume sind Zypressengewächse, die in lichten Wäldern, Heiden oder Auen auf sandigen Böden gedeihen. Die Pflanzen stehen unter Naturschutz, nicht jedoch die Beeren. Sie sind zwischen September und November reif und werden dann an der Luft getrocknet.

Bei einer Kneipp'schen Beerenkur kauen und essen Sie am ersten Tag dreimal täglich je eine Beere. Dann nehmen Sie zu jeder Mahlzeit eine Beere mehr, bis Sie bei dreimal täglich fünf Beeren angelangt sind. Dann Tag für Tag verringern, bis Sie wieder dreimal täglich je eine Beere essen. Die Kur sollte nicht öfter als zweimal im Jahr durchgeführt werden. Bei akuten Nierenbeschwerden und in der Schwangerschaft dürfen Wacholderbeeren nicht gegessen und auch nicht äußerlich (Bad, Öl) verwendet werden.

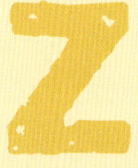 Zink, das Entgiftungsmineral

Das Spurenelement Zink spielt eine große Rolle für den Enzymhaushalt im menschlichen Organismus, es ist praktisch der Schalter, der enzymatische Prozesse ein- und ausknipst. Unser gesamter Stoffwechsel braucht Zink für so wichtige Abläufe wie gesunde Zellteilung, Entgiftung, Entsäuerung oder Hauterneuerung.

Zink ist ein effektiver Radikalenjäger und steuert körpereigene antioxidativ wirkende Enzyme, was Entgiftungsprozesse rascher und Alterungsprozesse langsamer ablaufen lässt. Es stärkt das Immunsystem und sorgt für stabile Knochen. Zinkhaltige Enzyme sind für ein reibungsloses Funktionieren des Kollagenaufbaus verantwortlich, wichtig für die Elastizität der Haut und

somit Faltenvorbeugung. Zink aktiviert vor allem auch das Entsäuerungs-
enzym Carboanhydrase im Organismus; dadurch werden Entsäuerungspro-
zesse leichter abgewickelt.

Sehr gute Zinkquellen sind tierische Produkte wie Austern, Garnelen, Ren-
ke, Geflügel, Rinderfilet, Lammkeule, Käse und Eier. Das darin enthaltene Zink wird zu 30 bis 40 Prozent vom Körper aufgenommen. Zink aus
Pflanzen (Weizenkeime, Weizenkleie, Nüsse, Kürbiskerne, Haferflocken,
Steinpilze, Sojamehl, Hülsenfrüchte, Rosenkohl, Spinat) dagegen kann nur
zu 5 bis 10 Prozent verwertet werden.

Zur Nahrungsergänzung genügt die Einnahme von 10 bis 15 Milligramm
täglich. In zu hohen Dosierungen kann Zink giftig sein, weshalb man Zink-
präparate nur kurzfristig einnehmen sollte. Hinzu kommt, dass Zink immer
in Konkurrenz zum Spurenelement Kupfer steht. Diese beiden Substanzen
mit Nahrungsergänzungsmitteln auszubalancieren ist schwierig. Wenn man
bei der Versorgung mit diesen beiden Spurenelementen jedoch auf natürliche
Quellen, also auf Lebensmittel setzt, kann man nichts falsch machen. Was
Zink enthält, liefert normalerweise auch die passende Menge Kupfer.

Bis heute aktuell

In der modernen Naturheilkunde sind eine ganze Reihe einzelner
Entgiftungstechniken in Gebrauch, die sich seit jeher bewährt haben
und die letztlich auf das altindische Ayurveda zurückgehen wie beispielsweise das Warmwassertrinken zur sanften Darmreinigung,
Ölmassagen zur Ankurbelung des Lymphflusses, ätherisch duftende
Wärmebäder für eine Tiefenreinigung der Poren, Schwitzbäder für
die Gewebeentschlackung, Ölziehen für ein Entgiften über die Mundschleimhaut (genannt Gandusha), die Reinigung der Zunge mit einem
Schaber sowie ein Arsenal von Tees, Säften und Kräutern, die gezielt
unsere Ausleitungssysteme anregen. Auch therapeutische Einläufe
und Abführmittel zur intensiveren Darmreinigung sind seit Jahrtausenden in Gebrauch.

Register

A

Abführmittel 57, 75, 104, 185
Ablagerungen 33, 60, 85f., 91, 98
Ackerschachtelhalmkraut 20f., 174
Acrylamid 52, 77
Acrylnitril 31
Alkali 80, 97
Alkaloide 23f., 51
Alkohol 38, 40, 77, 79f., 103, 127ff.,
137, 169f.
Allergien 32, 38, 43f., 51, 149, 175
Alpha-Liponsäure 46, 80, 149, 164
Aluminium 46, 51, 169
Alzheimer 32, 149
Ama 9
Amalgamfüllungen 42, 47
Ammoniak 61, 77, 83
Ananas 15, 20, 131
anaphylaktischer Schock 43
Anti-Aging 32f., 153
Antibiotika 9, 34, 50f., 61
Anti-Milben-Mittel 36
Antioxidantien 18, 32, 52, 79, 164
Antriebsschwäche 42, 59, 63
Apfel 151, 161
Apfelessig 150
Apfelpektin 151
Appetitmangel 172
Aprikosen 161
Arsen 48, 81ff., 145
Arthrosen 67
Artischocke 23, 80, 103, 106, 171
Artischockenblätter 21, 80, 171
Artischockensaft 80, 128, 132, 167,
171
Aspirin 71
Asthma 10, 38, 62
Atemübungen 82
Atemwege 38
Aufbautage 116–120
Autointoxikation 60
Ayurveda 9, 167f., 185
Azidose 68

B

Babyfläschchen 53
Baldrian 20f., 114
Ballaststoffe 14, 61f., 74, 118, 134,
138f., 151f., 160
Ballaststoffquellen 117
Bärlauch 20, 161, 167
Basen 63ff., 100, 129, 134
Basenbrühe 95, 122f., 140, 158
Basenpulver 87, 96f., 103, 106, 111,
112, 117ff.
Basensuppe 119, 138, 140
Batterien 45
Bauchkrämpfe 102
Bauchmassage 94, 100, 108, 131
Bauchspeicheldrüse 24, 58, 65f., 68,
136
Beeren 14, 18, 20f., 50, 70, 123, 161
Beerenkur 184
Benzpyren 52, 77
Bewegung 68, 74, 84, 88f., 99, 152ff.
Bierhefe 155f., 165, 179
Bindegewebsflüssigkeit 40, 63, 65f., 91
Bio-Erzeugnisse 38
Bioflavonoide 16, 22, 142
biologische Bauweise 54f.
Bioprodukte 50, 118, 132
Biphenyle 31, 44, 48f.
Bircher, Dr. Ralph 85
Bircher-Benner, Dr. Maximilian O. 176
Bircher-Benner-Müsli 176
Birkenblätter 14, 19, 174
Bittersalz 75, 94, 98, 104, 111, 117f.,
122, 159
Blähungen 24, 57, 102, 115, 180
Blattgemüse, grünes 13, 16, 20, 23f., 70
Blattgrün 14, 17f., 157, 171
Blattsalat 51f., 106
Blei 9, 17, 27, 38f., 46ff., 50, 53f., 83,
87, 149, 151, 157, 177ff.
Bleikristallgläser 53
Bleivergiftungen 39
Blutbild 45f., 48
Blutdruck 81, 88, 102, 143f., 158, 177

Blutdruckwerte 11, 88f.
Blutreinigungstees 180
Blutzucker 10f., 76, 88
Body-Mass-Index 11
Boutenko, Victoria 13f., 17, 24
Brennnessel 19ff., 81, 171, 174
Brennnesselsaft 128, 132, 167
Brenztraubensäure 71
Brokkoli 80, 149, 161
Bronchialtee 82
Bronchitis 10, 20, 175
Brottrunk 6, 104, 106, 111, 118, 156
Brunnenkresse 15, 19f., 167
Buchinger, Otto 86ff., 116, 121
Buttermilch 75, 106, 118
B-Vitamine 16, 27, 156

C

Cadmium 9, 40, 42, 46, 48, 50, 81, 87,
139, 145, 149, 151, 157, 177ff.
Chlorella-Algen 75, 157
Chlorophyll 14, 16ff., 27, 157, 171
Chlorwasser 37
Cholesterin 11, 74, 77, 89, 102, 141,
143f., 153, 160ff., 171f. 181
Chrom 48, 139
Codein 77
Coenzym Q_{10} 6, 157ff., 164

D

Dampfinhalationen 82
Darm 9ff., 27ff., 57, 58f., 60f., 66, 69, 74
Darmflora 61f., 68, 74, 90, 118, 169
Darmhirn 73
Darmmuskulatur 57, 68, 74
Darmreinigung 75, 98f., 104, 122, 159,
166, 185
Darmschleimhaut 18, 26, 57, 74f.,104f.,
141
Darmschleimhautentzündung 90, 102
Darmspiegelung 74

Impressum

Projektleitung
Sarah Schultheis

**Gesamtproducing
& Layout**
Tilman Leher,
grafikatelier luk

Bildredaktion
Annette Mayer

Lektorat
Eva-Maria Klaffenböck

Umschlaggestaltung
*zeichenpool, München,
unter Verwendung eines
Motivs von Getty Images/
Tastyart Ltd Rob White
und Shutterstock/Thomas
Hecker

Druck und Bindung
Alcione, Lavis
Printed in Italy

ISBN:
978-3-517-08836-5
9817 2635 4453 62

Hinweis

Die Ratschläge/Informationen in diesem Buch sind von Autorin und Verlag
sorgfältig erwogen und geprüft, dennoch kann eine Garantie nicht übernommen
werden. Eine Haftung der Autorin bzw. des Verlags und seiner Beauftragten für
Personen-, Sach- und Vermögensschäden ist ausgeschlossen.

Bildnachweis

akg-images: 176 l., 182 l.; Arco Images GmbH: 147 (Steimer); bpk: 39 (Museum für Vor- und
Frühgeschichte, SMB/Plamp); Corbis: 56 (zefa/Sporrer); creativ collection/ccvision RF: 38,
135, 161/2, 165; F1 Online: 72 (Westend61), 92 (Imagesource-Black), 148 (Comstock); F.X.
Mayr Geburtshaus, www.spanberger.at: 93; Fotolia: 18 u. (Alois), 23 (Ziablik); Getty Images:
2 (Photodisc RF), 12 (Vetta), 30 (Gorilla Creative Images/Rotko), 57-71/Vignette, 62 (Getty
Images/C Squared Studios RF), 68 (Rubberball RF), 124 (LOOK/Eisenberger); Imagesource
RF: 16/2, 106/107, 134, 150/151, 161/5; iStockphoto: 13-29/Vignette, 15 (Hempel), 13 (Caspel),
18/1 (Astes), 18/2 (Vasilev), 19/2 (Gnjidic), 22 (Prokofyev), 24/25 (AntiMartina), 26 (Rybakova),
28 (Givaga), 29 (Drazowa-Fischer),42/43 (dongel), 46/47 (Kuklev), 49 (Thornberg), 64
(Terentyev), 69/1 (Fortier), 157 (friztin), 159 (Carlsson); Jump: 5 (Matzen), 7 (Falck), 8 (Reinke
Productions); Jupiterimages: 77 (Rubberball RF); Leher, Tilman: 36, 37, 40, 115/1, 182 r., 183,
184; Picture-Alliance: 121 (dpa/Hollemann); Photodisc RF: 19/1, 35, 50, 60/61, 141, 161/1, 176
r.; Shutterstock: 32/33 (Schweitzer), 45 (Four Oaks), 54 (carduus), 71/2 (Kapu), 73-91 Vignette,
130(jmatzick), 114/4 (Gerrit_de_Vries), 149-185/Vignette, 170 (Lezh); Südwest Verlag: 3, 6, 120
(Plewinski), 4 (Bonisolli), 9-11/Vignette, 114/2, 127 (Heller), 11 (Weiß), 16/1(Seiffe), 17, 82, 89,
93-123/Vignette, 94, 112/113, 114/1, 114/3, 114/5, 115/2, 118/119, 125-147/Vignette, 125, 132, 167,
178 (Sperl), 20 (Rees), 31-55/Vignette, 34, 78/79, 80, 84, 95, 117, 139, 156, 162/1, 169 (Newedel),
31, 175 (Holz), 51, 69/3 (Mewes), 58 (Gemke), 71/1, 85, 163/2 (Hermann), 96 (Tunger), 99
(emely photography), 104, 181 (Endress), 108/1, 109/1 (Kracke), 108/2, 109/2 (Hatz); 111
(Arras), 131 (Olonetzky), 161/4, 168, 179 (Hofmann), 162/3 (Kerth), 173 (Rehm, Sass), 174/1
(Velten), 81; Superstock RF: 69/2; Bildagentur Waldhaeusl: 115/3 (BAO), 122 (Westend61/
Creativ Studio Heinemann), 128 (Arco Images GmbH/Diez)

Verlagsgruppe Random House
FSC® N001967

Das für dieses Buch verwendete
FSC®- zertifizierte Papier
LuxoArt Samt liefert Papyrus,
Deutschland.

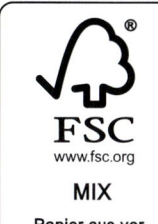

www.fsc.org
MIX
Papier aus ver-
antwortungsvollen
Quellen
FSC® C021956

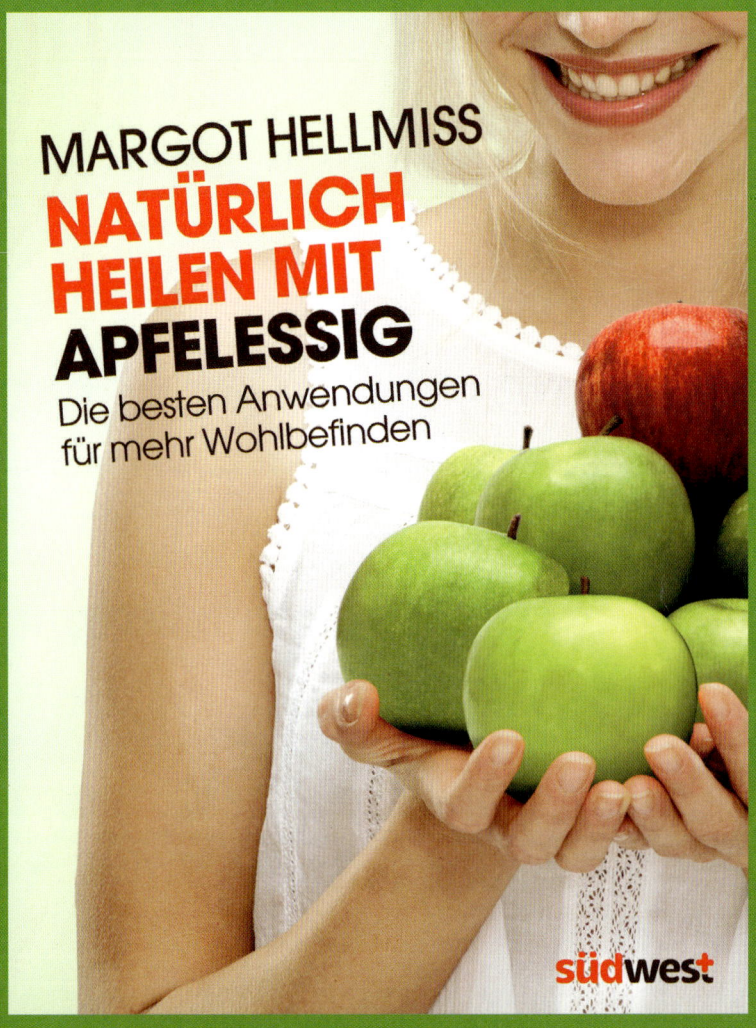